住院医师超声医学PBL教学培训系列教程

外周血管疾病
超声图解100例

总 主 编　姜玉新　何　文　张　波

主　　编　张　波　勇　强

副 主 编　田　艳

总 秘 书　席雪华

编　　者（按姓氏笔画排序）

马姣姣　田　艳　冯羿博　汤珈嘉　孙　脉

李广涵　李惠霖　杨　帆　杨　沫　吴安琪

张　波　武敬平　周彤彤　郑　敏　赵瑞娜

勇　强　贾欣颖　高璐滢　席雪华　蔡　艳

编写秘书　冯羿博

绘　　图　郭显鹏

人民卫生出版社

·北　京·

图书在版编目（CIP）数据

外周血管疾病超声图解 100 例 / 张波，勇强主编 . —
北京：人民卫生出版社，2023.2
住院医师超声医学 PBL 教学培训系列教程
ISBN 978-7-117-33760-1

Ⅰ.①外… Ⅱ.①张…②勇… Ⅲ.①血管疾病 —超
声波诊断 —岗位培训 —教材 Ⅳ.①R543.04

中国版本图书馆 CIP 数据核字（2022）第 188940 号

人卫智网	**www.ipmph.com**	医学教育、学术、考试、健康，购书智慧智能综合服务平台
人卫官网	**www.pmph.com**	人卫官方资讯发布平台

外周血管疾病超声图解 100 例
Waizhou Xueguan Jibing Chaosheng Tujie 100 Li

主　　编： 张　波　勇　强
出版发行： 人民卫生出版社（中继线 010-59780011）
地　　址： 北京市朝阳区潘家园南里 19 号
邮　　编： 100021
E - mail： pmph @ pmph.com
购书热线： 010-59787592　　010-59787584　　010-65264830
印　　刷： 北京华联印刷有限公司
经　　销： 新华书店
开　　本： 787×1092　1/16　　**印张：** 9
字　　数： 219 千字
版　　次： 2023 年 2 月第 1 版
印　　次： 2023 年 2 月第 1 次印刷
标准书号： ISBN 978-7-117-33760-1
定　　价： 85.00 元

"人民健康是社会文明进步的基础"。医学生的毕业后教育是整个医学教育体系中一个重要阶段,也是院校基础教育过渡到临床医学教育的桥梁,有助于刚毕业的医学生充实专业知识,加强医学实践,提高独立的临床思维能力和专业技术能力。

2014 年 6 月 30 日,《关于医教协同深化临床医学人才培养改革的意见》的发布标志着我国临床医学教育发展进入新的历史阶段,意义重大,影响深远。经过多年的努力,目前已基本建成院校教育、毕业后教育、继续教育三阶段有机衔接的中国特色的标准化、规范化临床医学人才培养体系,即以"5+3"为主体的临床医学人才培养体系:5 年临床医学本科教育后,再加 3 年住院医师规范化培训或 3 年临床医学硕士专业学位研究生教育。

超声医学科住院医师培养的核心是提高住培学员的自我学习能力和超声诊断思维能力,而目前的教学方式为理论授课和临床实践,缺乏激发医学生独立深度思考、解决问题的环节,且评估体系不完善,同时,使用的教材参差不齐,参考书籍深浅不一,无法满足标准化、规范化培养临床医学人才的目的。基于问题学习(PBL)的教学是以问题为学习起点,教师课前提出问题并围绕问题编写教案,学生通过查找资料,以小组协作的方式找到问题的答案,课后及时进行自我评价、小组评价,教师进行分析、总结的方式来进行教学,整个学习过程由学生主导,培养学生自我学习能力和超声诊断思维能力,与传统教学方法相比较,其优势显著。

中日友好医院超声医学科注重住培学员、进修生和研究生的培养,近年来,创新性地引入了有别于传统教学方式的 PBL 教学模式,取得了较好的效果。经过充分的材料准备和精心策划,科室组织超声领域各个亚专业专家编写了本套教材,共 10 册,内容包括住院医师超声医学 PBL 教案及甲状腺疾病、乳腺疾病、妇科疾病、产科疾病、外周血管疾病、胰腺疾病、腹部血管疾病、先天性心脏病、颅内血管疾病的典型病例,集中展示了 PBL 教学内容中所涉及的常规、典型、疑难、特殊疾病。该套教材的编写目的在于促进 PBL 教学方法在超声专业领域推广,辅助学生加深对相关专业知识的直观领悟和融会贯通。

感谢中日友好医院超声医学科及参与教材编写的各位专家、教授,感谢各位为超声医学教育所付出的辛勤努力。期待本套教材能够对提高住院医师自我学习能力和超声诊断思维能力起到推进作用,成为住院医师规范化培训过程中行之有效的辅助工具。由于编者经验有限,疏漏在所难免,敬祈各位专家、同行批评指正!

姜玉新　何　文　张　波
2023 年 1 月

　　血管超声是超声医学领域中重要的分支,依托二维灰阶超声、彩色多普勒超声与频谱多普勒超声等技术综合评估血管病变,已成为临床不可缺少的常规诊断工具。随着超声技术的进步和理念的更新,血管超声的发展日新月异,现如今有越来越多的超声及临床医师对血管超声产生了浓厚的兴趣。以问题学习(PBL)为导向的教学方法是基于现实事件的、以学生为中心的教育方式。PBL 教学是在教师的引导下,"以学生为中心,以问题为基础",通过采用小组讨论的形式,学生围绕问题独立收集资料、发现问题、解决问题,培养学生自主学习能力和创新能力的教学模式。在超声 PBL 教学中,教师参与问题讨论,在讨论中引领学生复习解剖知识、超声检查方法及典型血管疾病的超声表现,回答学生提出的疑问,还要针对学生讨论的内容进行及时修正与补充。

　　本书收集了中日友好医院、首都医科大学附属北京安贞医院及其他合作医院近些年的典型案例,精选出 100 例血管超声病例,包括超声筛查中常见的血管疾病、超声与临床合作诊断的疑难病、血管疾病治疗后的超声评估等,部分病例附有其他影像学证据对比。我们希望能够通过这些病例,拓宽超声医师,尤其是住院医师规范化培训阶段超声医师的眼界与知识宽度,在超声技术精益求精的同时,重视超声以外的各种临床证据,将超声与这些证据结合起来,提高超声诊断的准确性,使超声回归并服务于临床。

　　本书在编写过程中查阅参考了大量国内外同行的文献和书籍资料,在此向所有编者致以真诚的感谢!此外,本书还得到了诸多同仁、青年医师及研究生的大力指导、协助与支持,在此表示衷心的感谢!

　　医学是一门不断发展的、严谨的科学,囿于水平,在编写过程中,虽然我们尽可能多地收集了血管超声的典型病例,但仍难免有谬误和疏漏之处,恳切希望各位同仁与读者不吝指正!

张　波　勇　强

2023 年 1 月

目 录

病例 1

【病史】男,67 岁。既往体健,无吸烟、高血脂、高血压、糖尿病病史。

【实验室检查】无。

【超声表现】见图 1-1。

【其他影像学检查】无。

【超声诊断】左颈总动脉内中膜增厚。

【超声诊断依据】正常人颈动脉内中膜厚度(IMT)<1mm,若 1.0mm ≤ IMT<1.5mm 提示为颈动脉内中膜增厚。

【临床意义】颈动脉 IMT 与斑块的测量是对颈动脉粥样硬化病变进行评估的基础。动脉内中膜增厚为动脉粥样硬化的早期表现。颈动脉内中膜的测量要求:在二维灰阶成像模式下测量远场动脉壁的 IMT。探头须与血管壁平行;声束应垂直于血管壁;采用纵切面与横切面联合的扫查模式;在颈总动脉远段(分叉水平下方 1.0~1.5cm)和 / 或颈动脉球部(颈内动脉起始段相对膨大处),避开动脉粥样硬化斑块,测量内膜上缘至外膜上缘的垂直距离,该距离即血管壁内膜与中膜的联合厚度(图 1-2)。

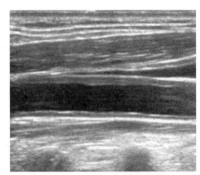

图 1-1　颈动脉内中膜增厚灰阶超声图像

纵切面显示左颈总动脉前、后壁内中膜增厚,最厚处约 1.4mm。

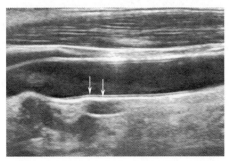

图 1-2　颈动脉内中膜正常灰阶超声图像

纵切面声像图,箭头所示分别为内膜上缘及外膜上缘。

病例 2

【病史】男,74 岁。既往体健,无吸烟、高血脂、高血压、糖尿病病史。

【实验室检查】无。

【超声表现】见图 2-1。

【其他影像学检查】无。

【超声诊断】右颈总动脉内中膜增厚伴低回声斑块形成。

【超声诊断依据】当 IMT ≥ 1.5mm,凸出于血管腔内或局限性增厚,并高于周边 IMT 的 50% 时,可定义为动脉粥样硬化斑块形成。

【临床意义】斑块的测量及描述应围绕斑块的位置、大小、形态、回声四个方面。斑块的回声分为均质回声和不均质回声。均质回声可进一步分为均质低回声、均质等回声和均质强回声;不均质回声斑块内有 20% 以上的回声不一致,应进一步描述以哪种回声为主。斑块的易损性要通过对斑块的形态学、内部回声、表面纤维帽的完整性等信息进行综合分析判断。易损斑块是指在颈动脉粥样硬化的基础上,具有破裂倾向、易发生血栓形成和 / 或可能迅速发展为责任病变的斑块,与缺血性脑血管病密切相关。易损斑块的超声特征性表现:①斑块破裂或溃疡型斑块(斑块表面纤维帽不连续,出现随心率而搏动的特征或形成"火山口"征);②大的脂质核心或斑块内出血(呈低回声或低至无回声或无回声);③超声造影或超微血管成像技术显示动态移动的高回声点从外膜到斑块内,提示斑块内存在新生血管。本病例的颈总动脉低回声斑块表面纤维帽覆盖完整,并不认为是易损斑块。

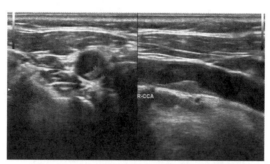

图 2-1 颈动脉低回声斑块灰阶超声图像

横切面(左图)及纵切面(右图)示右颈总动脉(R-CCA)近分叉处后壁低回声斑块,长约 11.4mm,厚约 3.2mm,边界清晰,形态规则,表面纤维帽覆盖完整。

病例 3

【病史】女,50 岁。既往体健,无高血压、糖尿病病史,发现高血脂 3 年。

【实验室检查】无。

【超声表现】见图 3-1。

【其他影像学检查】无。

【超声诊断】右颈总动脉分叉处混合回声斑块形成。

【超声诊断依据】斑块内可见低回声与强回声成分,以强回声为主。

【临床意义】混合回声斑块内既有脂质成分,也有钙质沉积,故表现为不均匀回声,其稳定性取决于形态、回声分布及纤维帽完整程度。

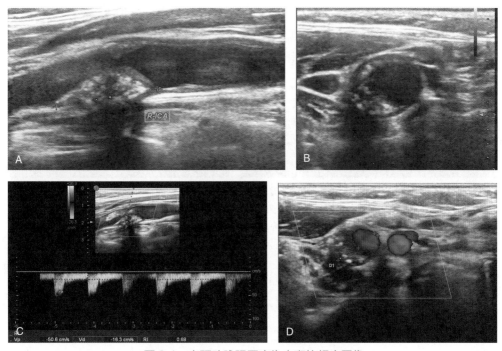

图 3-1　右颈动脉强回声为主斑块超声图像

右颈动脉分叉部灰阶超声纵切面(A)及横切面(B)示强回声为主斑块,形态规则,长约 18.6mm,厚约 5mm;彩色多普勒超声纵切面(C)及横切面(D)示管腔血流充盈缺损;频谱多普勒(C)示流速及阻力指数未见明显异常。

病例 4

【病史】女,77 岁。既往体健,无吸烟、糖尿病病史,发现高血压 11 年,高血脂 1 年余。

【实验室检查】无。

【超声表现】见图 4-1。

【其他影像学检查】无。

【超声诊断】左颈总动脉内中膜增厚伴强回声斑块形成。

【超声诊断依据】斑块内强回声后伴声影,为钙化的特征性表现。

【临床意义】斑块内出现钙化,说明斑块存在时间较长,斑块内变性坏死部分出现钙盐沉积,是一种正常的病理演变。钙化斑块并不一定是稳定斑块,钙化斑块的体积,斑块内钙化所处的位置,成分占比,都可能影响斑块的稳定程度。

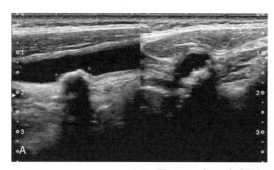 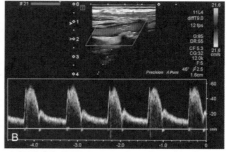

图 4-1　左颈动脉强回声斑块超声图像

A. 灰阶超声示左颈总动脉近分叉处纵切面(左图)及横切面(右图)示动脉后壁强回声斑块,长约 8.6mm,厚约 2.4mm,后方伴声影;B. 彩色多普勒及频谱多普勒超声示左颈总动脉近分叉部强回声斑块处血流充盈缺损,血流频谱形态未见明显异常。

病例 5

【病史】男,70 岁。吸烟 40 年,每天吸烟量不详,3 年前曾因"脑梗死"就诊。

【实验室检查】无。

【超声表现】见图 5-1。

【其他影像学检查】头颈 CT 血管造影(CTA),见图 5-2。

【超声诊断】左颈总动脉远端溃疡斑块形成(易损斑块)。

【超声诊断依据】①老年男性,有吸烟史及卒中病史;②左颈总动脉远端斑块表面纤维帽断裂,可见溃疡形成;③彩色多普勒血流成像(CDFI)显示溃疡内血流充盈。

鉴别诊断:①斑块合并血栓形成。溃疡斑块的溃疡内存在条索状或块状低回声,可随血流摆动,而非活动性血栓不随血流摆动。本例斑块溃疡内表面尚光滑,未见血栓形成。②颈动脉蹼。颈动脉蹼为肌纤维发育不良的一种类型,表现为突入管腔的膜样结构,与管壁成角,表面光滑,不随血流摆动。本例为混合回声斑块,溃疡内表面粗糙,不符合典型颈动脉蹼表现,但仍须排除颈动脉蹼合并动脉粥样硬化。

【临床意义】溃疡斑块为易损斑块的常见形式,表现为斑块表面纤维帽断裂,形成火山口样溃疡。因内皮暴露,可以引起血小板聚集,形成血栓,脱落后引发远端动脉-动脉栓塞,造成卒中事件。

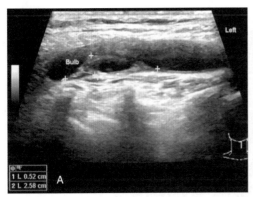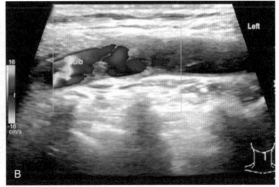

图 5-1 左颈总动脉超声图像

A.灰阶超声示左颈总动脉远端后壁纵切面可见一个混合回声斑块,形态不规则,近心端肩部纤维帽断裂,可见凹陷样改变,凹陷底部尚光滑;B.彩色多普勒超声示凹陷内血流充盈。

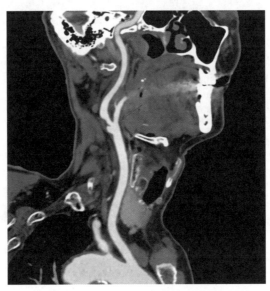

图 5-2 头颈 CT 血管造影图像

箭头所示左颈总动脉远端斑块形成,伴溃疡样改变。

病例 6

【病史】男,74 岁。主因"左眼间断性黑矇 1 个月"就诊。既往 2 型糖尿病 30 年,血糖控制不佳;高血压 27 年,最高血压 187/108mmHg,间断服用降压药。

【实验室检查】无。

【超声表现】见图 6-1、图 6-2。

【其他影像学检查】左颈总动脉数字减影血管造影(DSA),见图 6-3。

【超声诊断】左颈总动脉溃疡斑块形成。

【超声诊断依据】①老年男性,有糖尿病及高血压病史,控制均不佳,左眼间断性黑矇,动脉 - 动脉栓塞可能。②左颈总动脉斑块表面纤维帽断裂,可见溃疡形成。③CDFI 及超声造影显示溃疡内血流充盈。

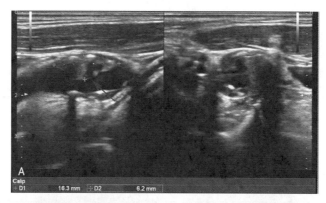

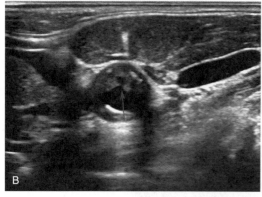 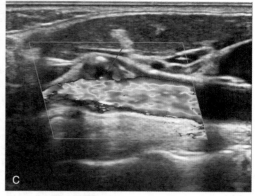

图 6-1 颈动脉斑块灰阶及彩色多普勒超声图像

A、B. 左颈总动脉远端可探及混合回声斑块,斑块近心端纤维帽断裂,可见凹陷(箭头所示);
C. 彩色多普勒超声示凹陷内可见血流灌注(箭头所示),提示斑块表面溃疡形成。

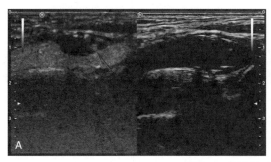
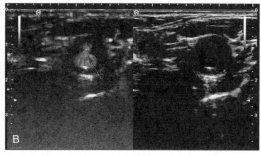

图 6-2　颈动脉斑块超声造影图像

斑块近心端(A、B)可见造影剂微气泡(箭头所示),提示斑块表面溃疡形成。

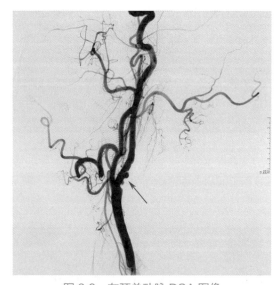

图 6-3　左颈总动脉 DSA 图像

箭头所示左颈总动脉远端斑块形成,伴溃疡样改变。

病例 7

【病史】男,59 岁。吸烟 35 年,有高血脂、高血压病史多年。近期出现阵发性胸痛,休息后缓解。偶发左侧肢体无力,每次持续约 1 分钟。冠状动脉造影术前行颈动脉超声常规检查。

【实验室检查】无。

【超声表现】见图 7-1、图 7-2。

【其他影像学检查】无。

【超声诊断】右颈总动脉斑块纤维帽断裂伴斑块内脂质溢出。

【超声诊断依据】斑块表面纤维帽断裂,断裂处中低回声附着,不随血流摆动,为脂质坏死核心溢出的典型特征。

【临床意义】此类斑块为典型的易损斑块。脂质坏死核心溢出后部分脱落,可造成远端动脉 - 动脉栓塞。偶发左侧肢体无力,为典型的短暂性脑缺血发作(TIA)症状。结合患者病史,考虑该斑块为 TIA 的责任病灶。

皮质脊髓束与脊髓丘脑束分布于双侧大脑半球。皮质脊髓束支配对侧的肢体活动,脊髓丘脑束负责接收对侧肢体的感觉信号。所以右大脑半球梗死时,左侧肢体会出现活动与感觉障碍。本例患者符合此表现。

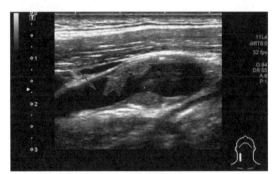

图 7-1　颈动脉灰阶超声纵切面图像
右颈总动脉延至颈内动脉起始前壁可见低回声斑块,斑块
顶部 - 远心端肩部可见低回声附着斑块表面(箭头所示)。

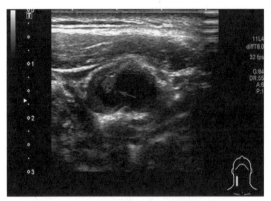

图 7-2　右颈总动脉灰阶超声横切面图像
右颈总动脉延至颈内动脉起始前壁可见低回声斑块,斑块表面纤维帽
断裂,断裂处可见中低回声附着,不随血流摆动(箭头所示)。

病例 8

【病史】男,64 岁。吸烟 45 年,高血压,未规律服药,3 年前曾因"脑梗死"就诊。

【实验室检查】无。

【超声表现】首次超声检查,见图 8-1;抗凝 2 周后超声检查,见图 8-2。

【其他影像学检查】无。

【超声诊断】颈动脉斑块破裂伴血栓形成,抗凝治疗后血栓消失。

【超声诊断依据】高龄男性,有长期吸烟史,均为动脉粥样硬化的危险因素。颈动脉斑块近心端可见边界不清的团块样低回声,远心端可见断裂的纤维帽,行抗凝治疗后团块样低回声消失。

【临床意义】由斑块的结构特征推断其演变过程,可提示临床进行诊断性治疗,治疗结果证实了超声诊断。

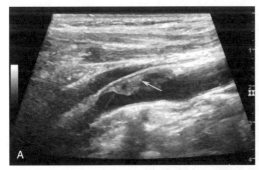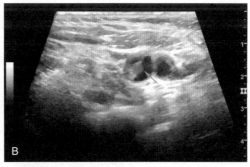

图 8-1 治疗前右颈动脉灰阶超声图像

A. 纵切面示右颈总动脉延至颈内动脉起始前壁可见低回声斑块,斑块近心端肩部边界不清,未见纤维帽覆盖,可见低回声附着(黄色箭头所示),远心端肩部可见断裂的纤维帽结构(红色箭头所示);B. 横切面示右颈总动脉延至颈内动脉起始外侧壁可见低回声斑块,斑块表面可见低回声附着(蓝色箭头所示)。

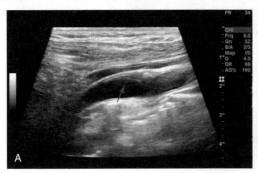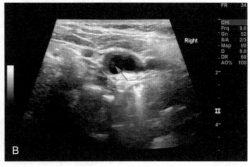

图 8-2 治疗后颈动脉灰阶超声图像

A. 纵切面示右颈总动脉延至颈内动脉起始前壁可见低回声为主的混合斑块,斑块顶部可见纤维帽断裂,其表面未见明显异常回声附着(箭头所示);B. 横切面示右颈总动脉延至颈内动脉起始外侧壁可见低回声斑块,斑块表面未见明显异常回声附着(箭头所示)。

病例9

【病史】男,45岁。健康体检发现颈动脉粥样硬化性斑块,既往高脂血症。
【实验室检查】低密度脂蛋白(LDL)4.16mmol/L。
【超声表现】见图 9-1~图 9-3。

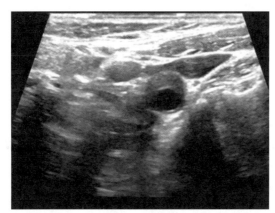

图 9-1　左颈总动脉斑块灰阶超声横切面图像
颈动脉前壁可见低回声斑块,呈半月形,斑块表面纤维帽清晰,完整。

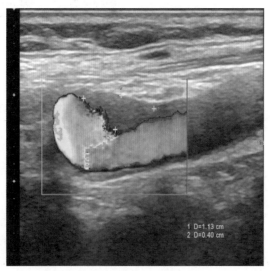

图 9-2　左颈总动脉斑块彩色多普勒超声纵切面图像
颈动脉前壁可见低回声斑块,长 1.13cm,厚 0.40cm,CDFI 示局部充盈缺损。

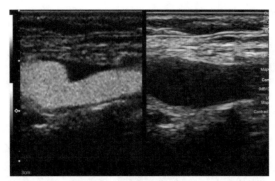

图 9-3　左颈总动脉斑块超声造影图像
斑块内无造影剂微气泡渗入。

【其他影像学检查】无。

【超声诊断】左颈总动脉低回声斑块形成,斑块内未见新生血管。

【超声诊断依据】低回声斑块内无造影剂微气泡渗入。

【临床意义】斑块内新生血管形成是易损斑块的特征之一,为动脉外膜滋养血管分出的新生血管支进入斑块内部而成。新生血管管壁薄弱,破裂后形成斑块内出血,致使斑块快速进展,降低斑块的稳定性。该病例中,斑块内无造影剂微气泡渗入,表明斑块内无新生血管,该低回声斑块主要成分可能为大脂质核心。

病例 10

【病史】男,57 岁。主因"头晕、头痛 1 周"就诊。既往高血压 15 年,最高血压 170/95mmHg;高脂血症,LDL 3.94mmol/L;吸烟史 30 年,15 支 /d。

【实验室检查】无。

【超声表现】见图 10-1、图 10-2。

【其他影像学检查】无。

【超声诊断】颈动脉低回声斑块形成,斑块内少量新生血管形成。

【超声诊断依据】颈动脉低回声斑块内可见少量微气泡渗入,表明斑块内存在新生血管,符合易损斑块特征。

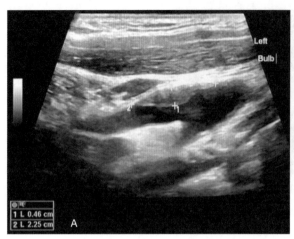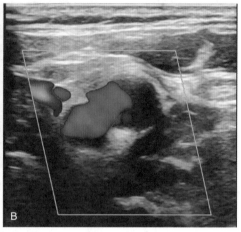

图 10-1　左颈动脉球部斑块超声图像

A.灰阶超声纵切面示左颈动脉球部前壁可见低回声斑块,斑块表面纤维帽欠连续;

B.彩色多普勒超声横切面可见局部充盈缺损(箭头所示)。

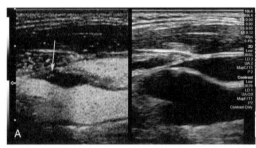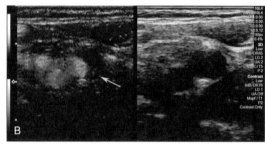

图 10-2　左颈动脉球部超声造影图像

纵切面(A)及横切面(B)示斑块内远心端肩部可见少量微气泡渗入(箭头所示)。

病例 11

【病史】男,48 岁。有吸烟史 20 余年,有高血脂、高血压病史多年。近 2 个月来反复出现 TIA。

【实验室检查】无。

【超声表现】见图 11-1。

【其他影像学检查】无。

【超声诊断】颈动脉斑块内新生血管形成,考虑易损斑块。

【超声诊断依据】超声造影剂微气泡可渗入斑块内新生血管,清晰显示其存在。该病例中,斑块内出现点状及细线样造影剂微气泡表明该斑块为易损斑块,为该患者 TIA 的可疑责任病灶。

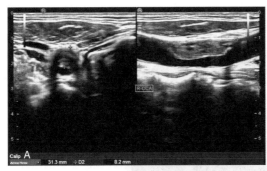
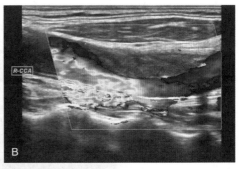
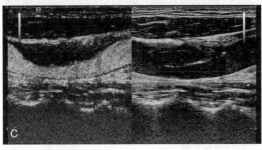

图 11-1　右颈总动脉斑块灰阶、彩色多普勒、超声造影图像

A. 右颈总动脉远端前壁可探及低回声斑块,长约 31.3mm,厚约 8.2mm,斑块致使管腔狭窄,狭窄率>50%;

B. 彩色多普勒超声可见充盈缺损;C. 注射造影剂后,斑块内可见多个点状及细线样造影剂微气泡影。

病例 12

【病史】男,79 岁。主因"胸痛 3 天"就诊。既往高血压 30 年,最高血压 185/105mmHg,吸烟史 50 年,目前 10 支 /d,5 年前因"急性脑梗死"行溶栓治疗。

【实验室检查】无。

【超声表现】见图 12-1~图 12-3。

【其他影像学检查】无。

【超声诊断】左颈内动脉起始段重度狭窄,串联样病变。

【超声诊断依据】左颈内动脉起始段多发斑块形成,形成串联病变,长度约 3.11cm,狭窄率约 69%,狭窄处流速明显增快,狭窄以远流速减慢,收缩期达峰时间延迟。

【临床意义】同名动脉内出现多发狭窄称为串联样病变,会极大地消耗血流动能,进而减少狭窄远端的血流量,造成狭窄远端供血区域的缺血。测量时须注意,除了判断其直径狭窄率,还要测量狭窄段的长度,判断其为局限性狭窄还是串联性狭窄,给予临床准确的证据支持。

该病例为多发重度狭窄,会严重减少远端的血流量,需要临床积极干预。

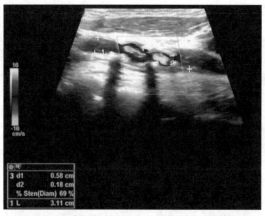

图 12-1　左颈内动脉起始段彩色多普勒超声纵切面图像

左颈内动脉起始段多发斑块,形成串联样病变,病变长度约 3.11cm,

并致使管腔狭窄,狭窄率约 69%。

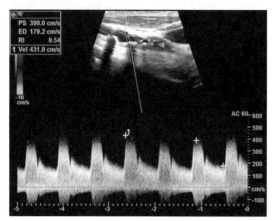

图 12-2　左颈内动脉起始段频谱多普勒超声图像

狭窄处流速明显增快,收缩期峰值流速(PSV)为 431.0cm/s。

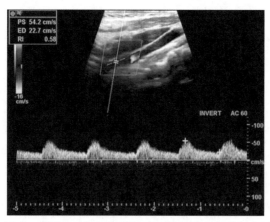

图 12-3　左颈内动脉起始段狭窄远端频谱多普勒超声图像

狭窄以远流速减慢,PSV 为 54.2cm/s,收缩期达峰时间延迟。

病例 13

【病史】男,80 岁。主因"左侧肢体间断无力 3 个月,加重 1 周"就诊。

【实验室检查】无。

【超声表现】见图 13-1、图 13-2。

【其他影像学检查】右颈动脉 DSA,见图 13-3。

【超声诊断】右颈动脉球部重度狭窄(70%~99%)。

【超声诊断依据】动脉内混合回声斑块形成,CDFI 及超声造影可见细线样血流通过,局部流速明显增快[收缩期峰值流速(PSV)为 329cm/s]。DSA 证实超声诊断。

【临床意义】该病例为颈动脉重度狭窄,严重影响远端供血,需要临床积极干预。

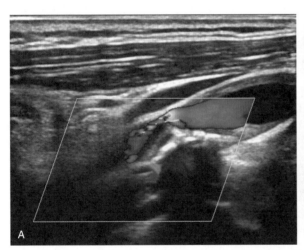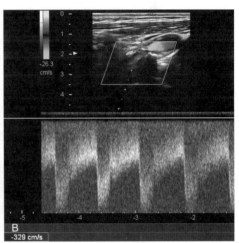

图 13-1　右颈动脉球部彩色多普勒超声图像

A. 右颈动脉球部可见混合回声斑块,致使管腔狭窄,CDFI 示充盈缺损,可见细线样血流通过;
B. 狭窄处局部流速明显增快,PSV 为 329cm/s。

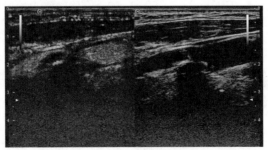

图 13-2　右颈动脉球部超声造影图像

右颈动脉球部狭窄处可见细线样造影剂通过,表明该处存在重度狭窄。

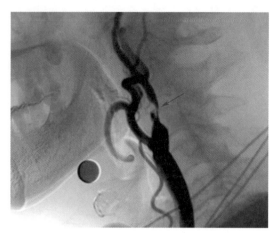

图 13-3　右颈动脉 DSA 图像

右颈内动脉起始段重度狭窄(箭头所示)。

病例 14

【病史】男,50 岁。主因"左侧肢体间断无力 3 个月,加重 1 周"就诊。

【实验室检查】无。

【超声表现】见图 14-1。

【其他影像学检查】右颈动脉 DSA,见图 14-2。

【超声诊断】右颈动脉球部重度狭窄(70%~99%)。

【超声诊断依据】彩色多普勒超声及超声造影可见右颈动脉球部细线样血流通过,流速增快(PSV 为 363cm/s),狭窄处流速/狭窄近端流速>4,符合重度狭窄表现。DSA 证实超声诊断。

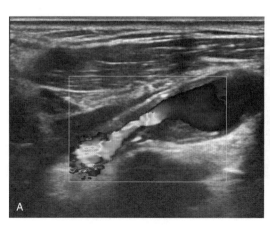

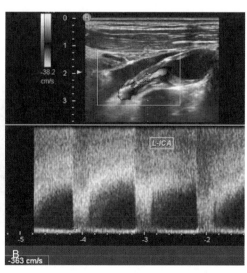

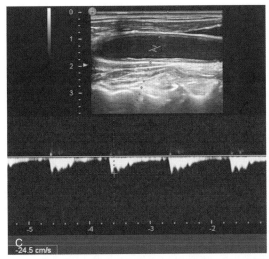
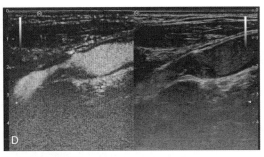

图 14-1　右颈动脉球部超声图像

A.彩色多普勒超声示右颈动脉球部充盈缺损,血流呈细线样通过;B.频谱多普勒超声示狭窄处流速明显增快,PSV 为 363cm/s;C.频谱多普勒超声示右颈总动脉流速减慢,PSV 为 24.5cm/s;D.超声造影示右颈动脉球部可见细线样微气泡通过。

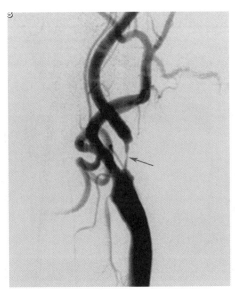

图 14-2　右颈动脉 DSA 图像

右颈内动脉起始段重度狭窄(箭头所示)。

病例 15

【病史】男,57 岁。主因"左侧身体麻木 3 天"就诊。既往高血压、糖尿病,吸烟 30 年,20 支 /d。

【实验室检查】无。

【超声表现】见图 15-1。

【其他影像学检查】右颈动脉 DSA,见图 15-2。

【超声诊断】右颈动脉球部中度狭窄伴溃疡斑块形成。

【超声诊断依据】北美症状性颈动脉内膜切除术试验(NASCET)法测得右颈动脉球部狭窄率 50%~69%,流速 229cm/s,斑块表面溃疡形成,DSA 证实超声诊断。

【临床意义】颈动脉中度狭窄,通常不会造成远端血流量明显下降,但斑块表面溃疡可致栓子形成并脱落,造成远端的动脉 - 动脉栓塞。该病例主因左侧身体麻木就诊,提示此处颈动脉狭窄可能为责任病灶。

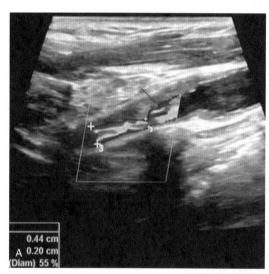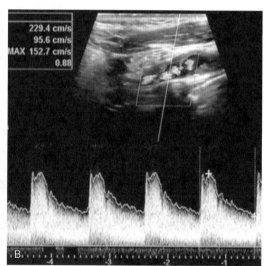

图 15-1　右颈动脉球部超声图像

A. 彩色多普勒超声示右颈动脉球部前壁低回声斑块形成,充盈缺损、管腔不规则变细,狭窄率[北美症状性颈动脉内膜切除术试验(NASCET)法]约 55%,斑块表面纤维帽缺失,溃疡形成(箭头所示);B. 频谱多普勒超声示右颈动脉球部彩色血流不规则变细处可探及高速射流,PSV 为 229.4cm/s。

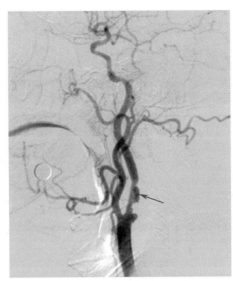

图 15-2　右颈动脉 DSA 图像

右颈内动脉起始段中度狭窄,斑块表面溃疡形成(箭头所示)。

病例 16

【病史】男,63 岁。有吸烟史 40 余年,有高血脂、高血压病史多年。2 个月前因心绞痛经冠状动脉 CTA 检查发现冠状动脉左主干 70% 狭窄,右前降支 50% 狭窄,螺旋支 50% 狭窄。

【实验室检查】无。

【超声表现】见图 16-1。

【其他影像学检查】右颈内动脉 CTA,见图 16-2。

【超声诊断】右颈内动脉次全闭塞。

【超声诊断依据】颈动脉彩色多普勒超声检查显示右颈内动脉管腔内未见明显血流;颈动脉超声造影检查显示右颈内动脉管腔内细线样造影剂充盈,提示右颈内动脉次全闭塞。CTA 证实了超声诊断。

【临床意义】常规超声对动脉闭塞的诊断存在局限性。超声造影能清晰显示动脉闭塞处的细小血流,是比常规超声更准确的检查手段。

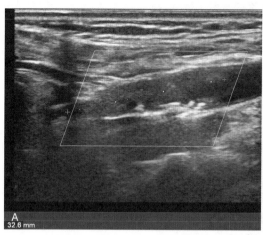
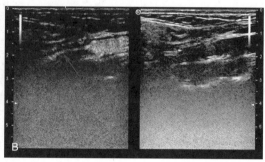

图 16-1　右颈内动脉彩色多普勒超声图像

A. 彩色多普勒超声示右颈内动脉管腔透声差,管腔内未见明显血流通过,病变长度约 3.26cm;
B. 超声造影示右颈内动脉管腔内超声造影剂微气泡呈线状充盈(箭头所示)。

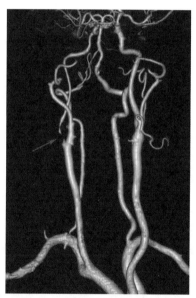

图 16-2　右颈内动脉 CTA 图像

右颈内动脉起始段次全闭塞(箭头所示)。

病例 17

【病史】男,68 岁。突发右上肢无力伴言语不清 1 天。

【实验室检查】无。

【超声表现】见图 17-1、图 17-2。

【其他影像学检查】左颈内动脉 DSA,见图 17-3。

【超声诊断】左颈内动脉起始段次全闭塞,远端闭塞可能。

【超声诊断依据】左颈总动脉血流相对低速高阻,左颈内动脉起始段可见细线样血流通过,流速增快伴血流阻力明显升高。DSA 证实超声诊断。

【临床意义】血流阻力反映血管远端压力。局限性重度狭窄流速通常>230cm/s,血流阻力正常或降低。该病例中,动脉直径狭窄率87%,而流速低于 230cm/s,且阻力升高,提示狭窄远端血流受阻,由此可判定狭窄远端还存在其他的重度狭窄或闭塞。分析动脉血流动力学参数具有重要意义,可增大超声对血管病变的判断范围。

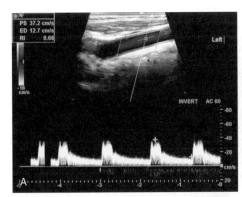 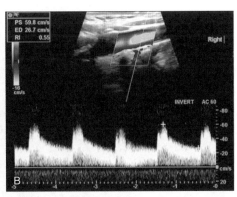

图 17-1　双侧颈总动脉频谱多普勒超声图像

A、B. 双侧颈总动脉血流速度、血流阻力不对称,左颈总动脉(A)PSV 为 37.2cm/s,阻力指数(RI)为 0.66 ; 右颈总动脉(B)PSV 为 59.8cm/s,RI 为 0.55。左颈总动脉相对低速高阻,提示远端可能存在病变。

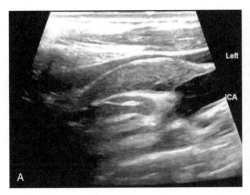 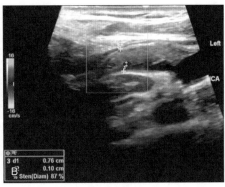

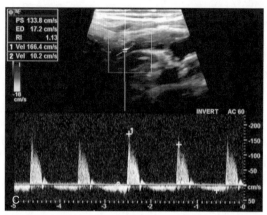

图 17-2 左颈内动脉起始段灰阶及彩色多普勒超声图像
A. 灰阶超声可见左颈内动脉起始段低回声斑块充填管腔,斑块表面可见破裂的纤维帽;B. 彩色多普勒超声可见细线样血流通过,直径狭窄率约为 87%;C. 频谱多普勒超声示狭窄处流速增快,校正后 PSV 为 166.4cm/s,舒张期可见逆向血流,提示血流阻力明显升高,远端存在极重度狭窄或闭塞。

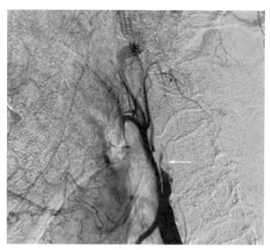

图 17-3 左颈内动脉 DSA 图像
左颈内动脉起始段重度狭窄,可见细线样血流通过(箭头所示),随后血流中断,提示狭窄远端闭塞。

病例 18

【病史】女,75 岁。左侧肢体无力、言语欠清 2 年,加重半天。颈动脉超声检查提示右颈内动脉闭塞,CTA 检查提示颈内动脉闭塞。

【实验室检查】无。

【超声表现】见图 18-1。

【其他影像学检查】颈动脉 CTA,见图 18-2。

【超声诊断】右颈内动脉闭塞。

【超声诊断依据】右颈内动脉管腔内充填低回声,CDFI 未见血流通过,提示颈内动脉闭塞,CTA 显示右颈内动脉起始段中断,证实超声诊断。

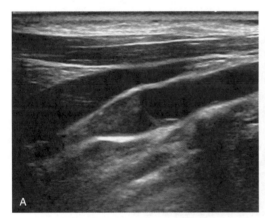 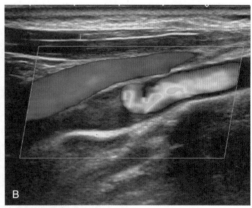

图 18-1 右颈内动脉超声图像

A. 灰阶超声纵切面示颈内动脉管腔内充满低回声;

B. 彩色多普勒超声纵切面示颈内动脉管腔内未见明显血流充盈。

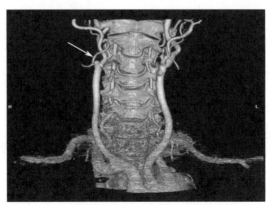

图 18-2 颈动脉 CTA 图像

右颈内动脉起始段中断(箭头所示),提示颈内动脉闭塞。

病例 19

【病史】男,58 岁。有吸烟史 20 余年,有高血脂、高血压病史多年。近 2 个月来反复出现心绞痛,冠状动脉造影检查确诊为冠心病,拟行冠状动脉搭桥术。

【实验室检查】无。

【超声表现】见图 19-1、图 19-2。

【其他影像学检查】左颈内动脉 CTA,见图 19-3。

【超声诊断】左颈内动脉闭塞。

【超声诊断依据】颈动脉彩色多普勒超声示左颈内动脉管腔内充满低回声,管腔内未见明显血流充盈。超声造影示左颈内动脉管腔内未见明显超声造影剂微气泡。以上检查结果提示左颈内动脉闭塞。CTA 结果证实超声诊断。

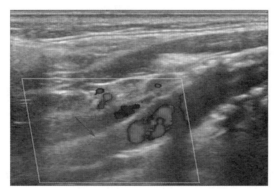

图 19-1 左颈动脉彩色多普勒超声纵切面图像
左颈内动脉管腔内无明确血流信号通过(箭头所示)。

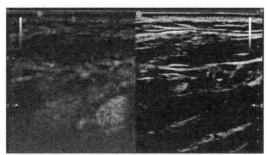

图 19-2 左颈内动脉超声造影图像
左图为颈动脉超声造影图像;右图为颈动脉灰阶图像。注射造影剂,
左颈内动脉未见微气泡,提示颈内动脉闭塞(箭头所示)。

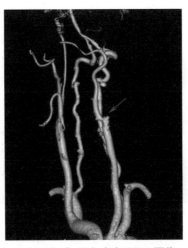

图 19-3　左颈内动脉 CTA 图像
动脉起始段血流中断(箭头所示)。

病例 20

【病史】男,77 岁。主因"偏头痛半年加重 1 周"就诊。既往高血压史 20 年,最高血压 180/100mmHg;2 型糖尿病病史 15 年,控制欠佳;吸烟史 40 年,20 支 /d。

【实验室检查】无。

【超声表现】见图 20-1、图 20-2。

【其他影像学检查】无。

【超声诊断】左颈内动脉闭塞,右颈动脉球部狭窄。

【超声诊断依据】灰阶及彩色多普勒超声示左颈内动脉管腔内充满混合回声,管腔内未见明显血流充盈,符合闭塞表现;右颈内动脉起始段可见充盈缺损,面积法测得狭窄率为 72.6%,狭窄处 PSV 为 209.2cm/s。需要注意的是,面积法测得的狭窄率通常高于直径狭窄率。结合狭窄处流速,右颈动脉球部直径狭窄率应为 50%~69%。

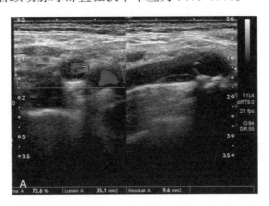

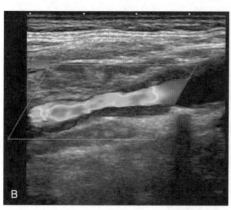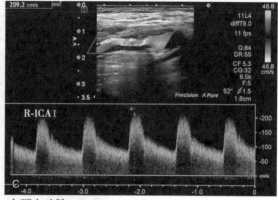

R-ICA.右颈内动脉。

图 20-1　右颈内动脉灰阶及彩色多普勒超声、频谱多普勒超声检查

A. 灰阶及彩色多普勒超声横切面示右颈内动脉起始段混合回声斑块形成,面积法测得狭窄率为72.6%;B. 彩色多普勒超声纵切面可见右颈内动脉充盈缺损,彩色血流缩窄;C. 频谱多普勒超声示狭窄处流速增快,PSV 为 209.2cm/s。

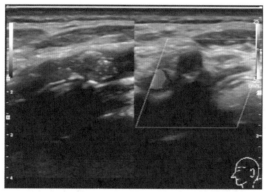

图 20-2　左颈内动脉灰阶及彩色多普勒超声图像

灰阶超声(左图)纵切面示左颈内动脉管腔内充填混合回声;
彩色多普勒超声(右图)横切面示管腔内无明确血流信号,提示闭塞。

病例 21

【病史】女,48 岁。临床诊断为多发性大动脉炎广泛型、活动期。

【实验室检查】无。

【超声表现】见图 21-1。

【其他影像学检查】无。

【超声诊断】右颈总动脉弥漫性管壁增厚,考虑大动脉炎改变,闭塞。

【超声诊断依据】右颈总动脉管壁弥漫性均匀性增厚,充填管腔,彩色多普勒超声示管腔内未见明显血流信号,符合闭塞的超声表现。

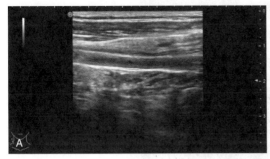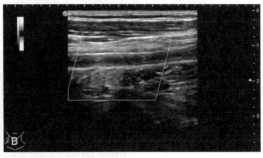

图 21-1　右颈总动脉闭塞灰阶及彩色多普勒超声图像

A. 灰阶超声示右颈总管腔内充满低回声;B. 彩色多普勒超声示右颈总管腔内未见明显彩色血流充盈。

病例 22

【病史】女,34 岁。2 个月前发现红细胞沉降率(ESR)增高,入院后诊断为大动脉炎活动期。

【实验室检查】ESR:58mm/h。

【超声表现】见图 22-1。

【其他影像学检查】无。

【超声诊断】双侧颈总动脉弥漫性管壁增厚,符合大动脉炎改变;超声造影示增厚内壁可见活动微气泡,符合大动脉炎活动期表现。

【超声诊断依据】双侧颈总动脉前、后壁管壁弥漫性增厚,符合大动脉炎改变;超声造影示双侧颈总动脉增厚管壁可见造影剂微气泡,提示新生血管形成,结合 ESR 结果,符合大动脉炎活动期表现。

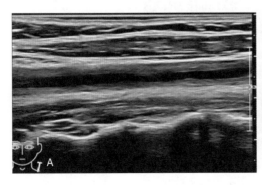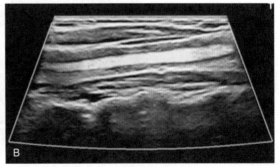

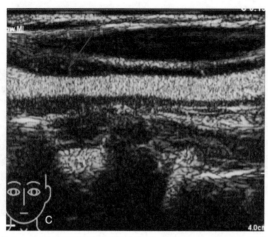

图 22-1　大动脉炎活动期颈总动脉灰阶、彩色多普勒超声图像

A. 灰阶超声示左颈总动脉前、后壁管壁弥漫性增厚,管腔轻度狭窄;B. 彩色多普勒超声示右颈总动脉管腔内彩色血流充盈缺损、变细;C. 超声造影示右颈总动脉增厚管壁内可见运动的超声造影剂微气泡出现(箭头所示)。

病例 23

【病史】女,22 岁。临床诊断为多发性大动脉炎广泛型、稳定期。

【实验室检查】无。

【超声表现】见图 23-1、图 23-2。

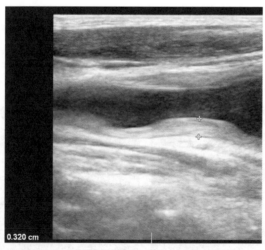

图 23-1　右颈总动脉管壁增厚灰阶超声图像

右颈总动脉中段管壁节段性增厚,厚约 0.32cm。

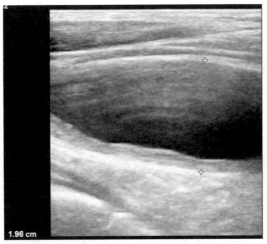

图 23-2 右颈总动脉瘤样扩张灰阶超声图像

右颈总动脉远段管腔局限性扩张,内径约 1.96cm。

【其他影像学检查】无。

【超声诊断】右颈总动脉节段性管壁增厚伴管腔局限性瘤样扩张,符合大动脉炎伴动脉瘤形成。

【超声诊断依据】颈动脉管壁不规则的节段性增厚,致管腔呈偏心性狭窄。动脉管壁受炎性浸润,致局部动脉壁弹性减低,形成瘤样扩张。

病例 24

【病史】女,61 岁。体检发现颈动脉夹层。既往主动脉弓夹层,人工血管置换术后 5 年。

【实验室检查】无。

【超声表现】见图 24-1、图 24-2。

【其他影像学检查】无。

【超声诊断】左颈总动脉夹层。

【超声诊断依据】左颈总动脉可见真腔和假腔结构:真腔内彩色血流呈五彩镶嵌样改变,提示流速增快;假腔内血流颜色暗淡,提示流速减慢。

【临床意义】主动脉夹层可延续至弓上动脉,可造成颈动脉夹层。夹层形成时,假腔内压力高于真腔,故假腔扩张,形成夹层伴瘤样扩张,并压迫真腔,致使动脉狭窄或闭塞。同时,假腔管壁因内膜撕脱,强度下降,可发生破裂大出血,危及生命。

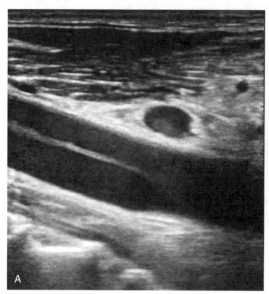
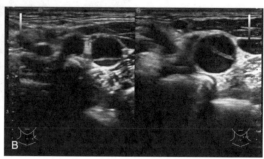

图 24-1 左颈总动脉灰阶超声图像

纵切面（A）及横切面（B）示左颈总动脉内可见游离内膜片将颈总动脉分为真腔和假腔，
真腔和假腔内径随心动周期改变。

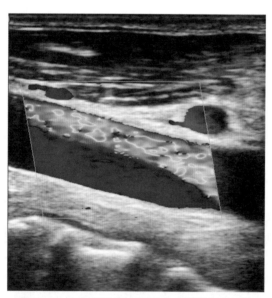

图 24-2 左颈总动脉夹层彩色多普勒超声图像

真腔内彩色血流呈五彩镶嵌样改变；假腔内彩色血流颜色暗淡。

病例 25

【病史】女，30 岁。颈部按摩后偶发肢体麻木 3 天。既往无吸烟史，无高血压、糖尿病、高脂血症病史。

【实验室检查】无。

【超声表现】见图 25-1。

【其他影像学检查】左颈动脉磁共振血管成像（MRA），见图 25-2。

【超声诊断】左颈动脉球部壁内血肿型夹层可能。

【超声诊断依据】左颈动脉球部后外侧壁可见极低回声，边界为内膜样高回声，CDFI 可见充盈缺损，结合患者症状、年龄及颈部按摩史，首先考虑壁内血肿型夹层，MRA 证实血肿存在。

【临床意义】颈部按摩可造成颈部动脉损伤，动脉损伤后内皮暴露形成血栓，血栓脱落后栓塞远端供血区域，造成缺血性卒中。该患者为年轻女性，无明确动脉粥样硬化的危险因素，在按摩颈部后出现 TIA，故首先考虑颈动脉壁内血肿型夹层。准确鉴别壁内血肿型夹层与动脉粥样硬化性斑块是本病诊断的要点。

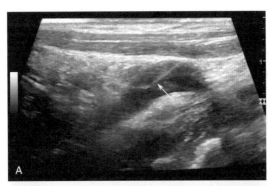

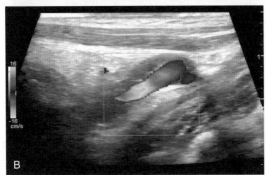

图 25-1　左颈动脉球部超声图像

A. 灰阶超声示左颈动脉球部后外侧壁低回声（箭头所示），表面可见内膜样高回声，内部呈极低回声；B. 彩色多普勒超声示左颈动脉球部管腔内可见血流充盈缺损。

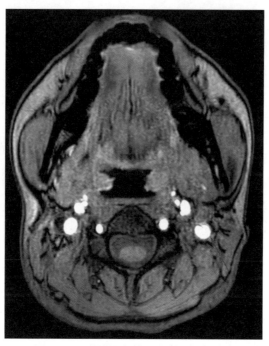

图 25-2 磁共振血管成像（MRA）图像
左颈动脉球部可见线状低信号与半月形稍高信号，
提示夹层伴血肿形成（箭头所示）。

病例 26

【病史】女，56 岁。声音嘶哑，主动脉弓 A 型夹层伴颈总动脉夹层，人工血管置换术后 20 年。

【实验室检查】无。

【超声表现】见图 26-1~ 图 26-5。

【其他影像学检查】无。

【超声诊断】右颈总动脉穿通性夹层。

【超声诊断依据】右颈总动脉可见真腔和假腔结构，右颈总动脉远端可见真腔和假腔相通，右颈内动脉流速大致正常。

【临床意义】撕脱性动脉夹层致死率高，主要原因为假腔内压力远大于真腔，压迫真腔导致动脉狭窄或闭塞，同时假腔管壁因内膜的剥离，强度降低，其内部高压可导致假腔破裂致使大出血。而穿通性夹层的假腔末端与真腔相通，与真腔可达到一定程度的压力平衡，故假腔不易破裂，相对稳定。该患者声音嘶哑，可能与右颈总动脉瘤样扩张，压迫喉返神经有关。

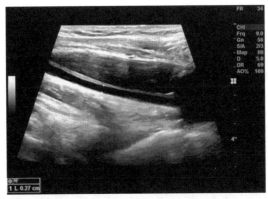

图 26-1 右颈总动脉灰阶超声图像

近端可见膜样回声,近场为假腔,远场为真腔,
真腔被假腔压缩,内径约 0.27cm。

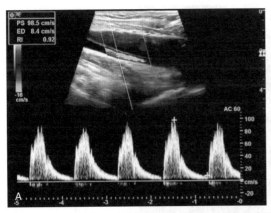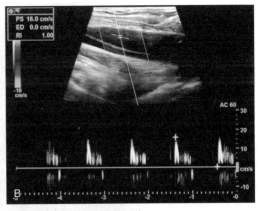

图 26-2 右颈总动脉夹层真腔与假腔频谱多普勒超声图像

A. 真腔内探及频谱形态、流速无明显减低的动脉频谱;
B. 假腔内探及流速明显减低,呈震荡表现的动脉频谱。

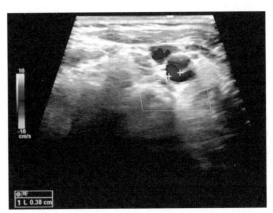

图 26-3 右颈总动脉远端彩色多普勒超声图像

可见撕脱内膜破口,使真腔与假腔相通,破口内径约 0.38cm。

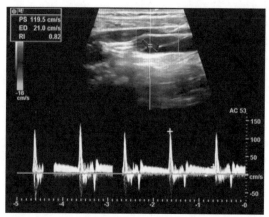

图 26-4　右颈总动脉远端撕脱内膜破口处频谱多普勒超声图像

破口处血流阻力偏高，流速增快，PSV 为 119.5cm/s。

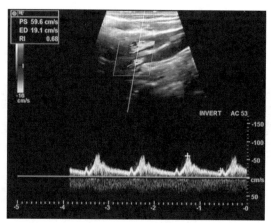

图 26-5　右颈内动脉频谱多普勒超声图像

右颈内动脉流速大致正常，血流阻力偏高，收缩期伴切迹，PSV 为 59.6cm/s。

病例 27

【病史】男，56 岁。主因"自觉颈部搏动性包块"就诊。

【实验室检查】无。

【超声表现】见图 27-1、图 27-2。

【其他影像学检查】颈部 CTA，见图 27-3。

【超声诊断】双侧颈内动脉真性动脉瘤。

【超声诊断依据】双侧颈内动脉起始段瘤样扩张，管壁完整，其内血流充盈良好，无异常回声。

【临床意义】真性动脉瘤是由于动脉壁的病变或损伤,在血流冲击下局限性扩张而成。血流在瘤体内形成湍流及涡流,易形成血栓。

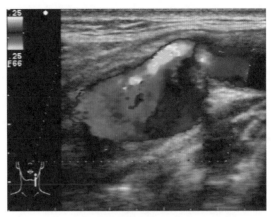

图 27-1　左颈内动脉起始段以远瘤样扩张彩色多普勒超声图像
瘤体内彩色血流紊乱。

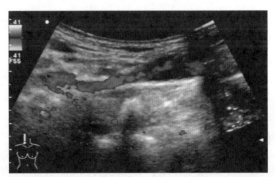

图 27-2　右颈内动脉起始段瘤样扩张彩色多普勒超声图像
瘤体内彩色血流充盈欠佳。

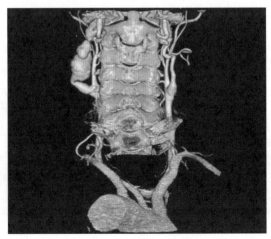

图 27-3　颈部 CTA 图像
双侧颈内动脉多发动脉瘤。

病例 28

【病史】男,64岁。有吸烟史30余年,有高血脂、高血压病史多年。3个月前因右颈内动脉多发斑块致颈内动脉管腔重度狭窄(直径狭窄率约75%),行颈动脉支架植入术。

【实验室检查】无。

【超声表现】见图28-1、图28-2。

【其他影像学检查】无。

【超声诊断】颈动脉支架植入术后,支架内血流通畅。

【超声诊断依据】颈动脉内见网状支架回声,支架内无内膜增生,彩色多普勒超声示血流充盈良好。

超声可准确评估支架的位置,形态及通畅情况,是支架植入术后首选的随访方式。

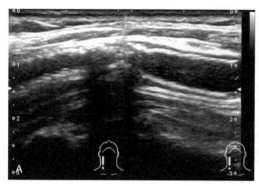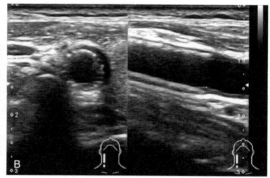

图 28-1　右颈动脉支架中段及近心端灰阶超声图像

A. 纵切面示右颈动脉管腔内可见网状支架回声,支架前、后壁内膜无增厚;

B. 左图横切面示支架贴壁良好,右图颈动脉支架近心端纵切面图像示动脉前、后壁内膜无增厚。

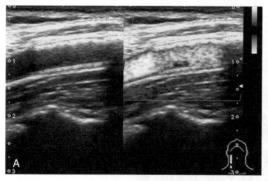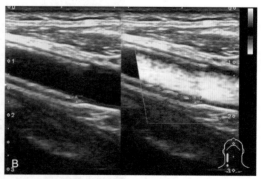

图 28-2　右颈动脉支架超声图像

A. 灰阶超声纵切面示支架前、后壁动脉内膜无增厚;B. 彩色多普勒超声纵切面示支架近心端及远心端管腔内彩色血流充盈好,未见充盈缺损。

病例 29

【病史】男,63 岁。吸烟史 20 余年,高血脂、高血压、糖尿病病史多年。1 年前因右颈内动脉多发斑块致颈内动脉管腔重度狭窄(直径狭窄率约 73%),行颈动脉支架植入术,此次为颈动脉支架植入术后 1 年复查行超声检查。

【实验室检查】无。

【超声表现】见图 29-1。

【其他影像学检查】无。

【超声诊断】颈动脉支架内膜增生。

【超声诊断依据】颈动脉支架植入术后,支架内可见增生内膜,致使管腔轻度狭窄。

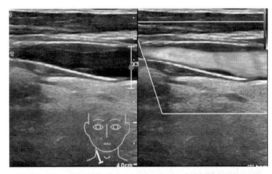

图 29-1　颈动脉支架灰阶、彩色多普勒超声图像
左图为灰阶超声,示颈动脉支架前、后壁局限性内膜增生、增厚,致支架管腔轻度狭窄;右图为彩色多普勒超声,示颈动脉支架内彩色血流轻度充盈缺损、变细。

病例 30

【病史】女,67 岁。高血脂、高血压、糖尿病病史多年。6 个月前因左颈总动脉多发斑块致管腔重度狭窄(直径狭窄率约 75%),行颈动脉支架植入术。

【实验室检查】无。

【超声表现】见图 30-1。

【其他影像学检查】无。

【超声诊断】颈动脉支架植入术后再狭窄。

【超声诊断依据】二维灰阶血流成像(B-flow)示支架内管腔不均匀变细,直径狭窄率约 90%。

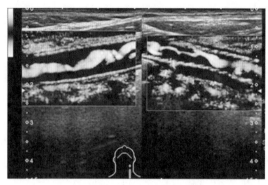

图 30-1　颈动脉支架植入术后二维灰阶血流成像
(B-flow)超声图像

动脉支架远心端(左图)和近心端(右图)血流充盈缺损、
弥漫性不规则变细(颈动脉最窄处直径狭窄率约 90%)。

病例 31

【病史】男,64 岁。因左颈总动脉分叉处重度狭窄,行支架植入术,术后 4 个月颈动脉超声复查。

【实验室检查】无。

【超声表现】见图 31-1、图 31-2。

【其他影像学检查】颈部 CTA,见图 31-3。

【超声诊断】左颈总动脉分叉处支架植入术后,支架局限性再狭窄(重度)。

【超声诊断依据】左颈总动脉分叉处支架内血流充盈缺损、变细,狭窄处收缩期峰值流速增快,PSV 为 345cm/s;超声造影可见支架内线样微气泡通过,符合重度狭窄特征。CTA证实超声诊断。

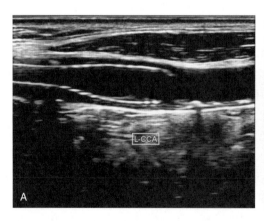

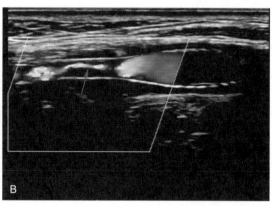

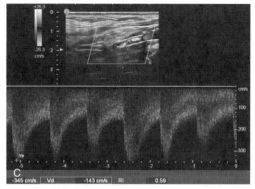

图 31-1 左颈总动脉分叉支架处灰阶、彩色多普勒、
频谱多普勒超声图像

A.灰阶超声示左颈总动脉分叉处可见网状支架回声;B.彩色多普勒超声示支架内内膜增生致使管腔重度狭窄,可见线样血流通过(箭头所示);C.频谱多普勒超声示狭窄处流速明显增快,PSV 为 345cm/s。

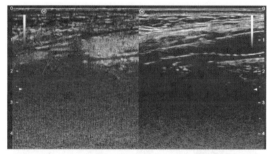

图 31-2 左颈总动脉支架处超声造影图像
可见支架内线样微气泡通过(箭头所示)。

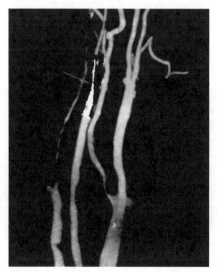

图 31-3 左颈总动脉分叉处 CTA 图像
左颈总动脉分叉处网状支架回声,支架内管腔纤细,
符合支架后再狭窄表现(箭头所示)。

病例 32

【病史】男,56岁。吸烟30余年,高血脂、高血压、糖尿病病史多年。1个月前因右颈内动脉多发斑块致管腔重度狭窄(直径狭窄率约76%),行颈动脉支架植入术,术后颈动脉超声复查。

【实验室检查】无。

【超声表现】见图32-1~图32-3。

【其他影像学检查】无。

【超声诊断】右颈总动脉闭塞,颈动脉支架内闭塞。

【超声诊断依据】右颈总动脉远端至颈内动脉近端管腔内可探及网状支架回声,颈总动脉至颈内动脉管腔内未探及血流信号。

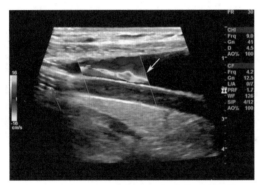

图 32-1　右颈总动脉彩色多普勒超声图像

右颈总动脉管腔内可见低回声充填,管腔内未见血流充盈,其远端可见网状支架回声(红色箭头所示);颈总动脉近场处为右颈内静脉(黄色箭头所示)。

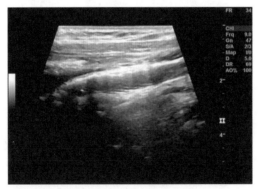

图 32-2　右颈总动脉、颈内动脉灰阶超声图像

右颈内动脉、右颈总动脉分叉处管腔内可见支架回声,支架内透声欠佳。

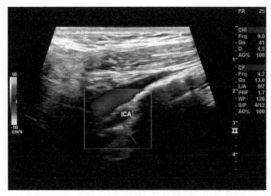

图 32-3　右颈内动脉彩色多普勒超声图像

右颈内动脉支架及支架以远的颈内动脉管腔内透声差，
未见血流充盈（箭头所示）。

病例 33

【病史】男，71 岁。右颈内动脉支架植入术后 3 个月。既往吸烟史 40 余年，高血压 30 年，未规律服用降压药。

【实验室检查】无。

【超声表现】见图 33-1、图 33-2。

【其他影像学检查】无。

【超声诊断】颈动脉支架植入术后闭塞。

【超声诊断依据】常规颈动脉超声检查显示右颈内动脉支架管腔内未见血流充盈，颈动脉超声造影检查显示右颈内动脉支架管腔内未见超声造影剂微气泡，提示右颈内动脉支架内闭塞。

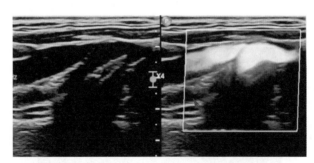

图 33-1　颈内动脉灰阶及彩色多普勒超声图像

左图为灰阶超声示颈内动脉支架内透声差，附壁可见
斑状强回声伴声影；右图为彩色多普勒超声，示支架
内未见血流充盈（箭头所示）。

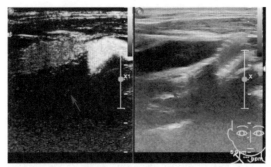
图 33-2　颈内动脉支架闭塞超声造影图像

左图为超声造影,示颈内动脉支架内未见超声造影剂微气泡;右图为灰阶超声,示支架内透声差,可见斑状强回声伴声影(箭头所示)。

病例 34

【病史】男,75 岁。常规查体。既往右颞叶梗死病史。

【实验室检查】无。

【超声表现】见图 34-1。

【其他影像学检查】颈动脉 CTA,见图 34-2。

【超声诊断】右颈总动脉分叉后壁动脉蹼形成。

【超声诊断依据】动脉管腔可见内膜样片状凸起,呈强回声,可单发或多发,伴或不伴血管搏动而活动。

【临床意义】颈动脉蹼是一种多见于颈总动脉分叉处后壁、突出于腔内的薄层膜样内膜纤维结构。不明原因缺血性脑卒中有部分可检出颈动脉蹼,该结构已被证实为缺血性脑卒中发病的危险因素,推测其致病机制为血流经过颈动脉蹼后形成涡流附着于远心端隐窝内,形成血栓并脱落。目前认为其病理基础为特殊类型的纤维肌发育不良。颈动脉蹼通常不随血流搏动,须与溃疡斑块、夹层、颈动脉内膜剥脱术后改变相鉴别。

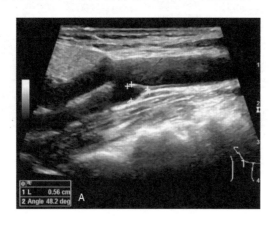

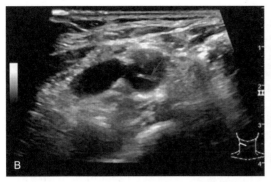
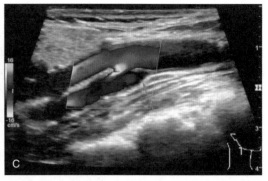

图 34-1 颈动脉蹼灰阶、彩色多普勒超声图像

A. 纵切面示右颈总动脉分叉后壁一个长约 5.6mm, 厚约 0.3mm 突入动脉管腔内不摆动的细条索状强回声(箭头所示);B. 横切面示不摆动的细条索状强回声将颈总动脉分为两腔(箭头所示);C. 颈动脉彩色多普勒超声纵切面示右颈总动脉分叉后壁突入动脉管腔内不摆动的细条索状强回声下方可见彩色血流呈涡流(箭头所示)。

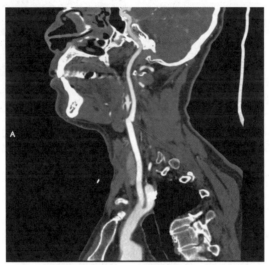

图 34-2 颈动脉蹼 CTA 图像

右颈总动脉后壁可见膜片样充盈缺损延伸至管腔内,
局部管腔狭窄(箭头所示)。

病例 35

【病史】男,60 岁。主因"右侧头痛 1 年加重 3 个月"就诊。

【实验室检查】无。

【超声表现】见图 35-1。

【其他影像学检查】颈动脉 CTA,见图 35-2。

【超声诊断】右颈内动脉管径细,伴串珠样改变,多病灶型纤维肌发育不良(FMD)可能。

【超声诊断依据】右颈内动脉管径细,彩色多普勒超声示红蓝血流交替出现的彩色"串珠征"。B-flow 及 CTA 均显示"串珠样"血流充盈图像。Kincaid 等于 1968 年根据血管造影表现提出 FMD。纤维肌发育不良影像学分型:①多病灶型,有多处病灶,受累动脉呈"串珠样"改变;②单病灶型,仅有一处病灶,受累动脉狭窄且长度 <1cm;③管状型,仅有一处病灶,受累动脉长度 >1cm 且呈光滑、向心性狭窄;④混合型,含最少 2 种以上类型。结合超声及 CTA,该病例符合多病灶型纤维肌发育不良表现。

【临床意义】FMD 是一种平滑肌纤维和弹性组织发育异常导致的非动脉粥样硬化性、非炎性动脉病变,病因尚不完全清楚,多累及颈动脉、肾动脉。颈动脉 FMD 可致颈动脉长节段狭窄甚至闭塞,影响远端供血,可导致脑卒中。

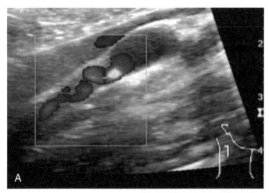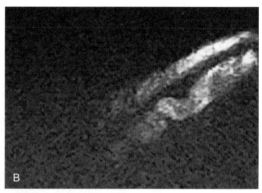

图 35-1　右颈内动脉超声图像

A. 彩色多普勒超声示管腔内血流的"串珠样"变化;B. B-flow 示"串珠样"血流充盈。

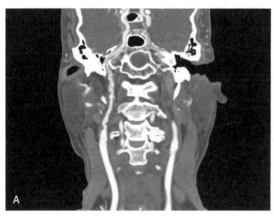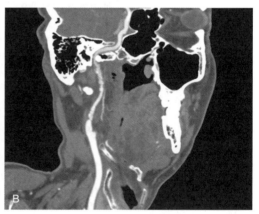

图 35-2　颈动脉 CTA 图像

正位图(A)及侧位图(B)示右颈内动脉起始段至岩骨段管径纤细,呈"串珠样"改变。

病例 36

【病史】男，58 岁。常规体检。

【实验室检查】无。

【超声表现】见图 36-1、图 36-2。

【其他影像学检查】颈动脉 CTA，见图 36-3。

【超声诊断】右颈内动脉管径纤细，管状型 FMD 可能。

【超声诊断依据】右颈内动脉管径纤细，CTA 证实右颈内动脉全程管径纤细，考虑管状型 FMD 可能。结合超声及 CTA，该病例符合管状型 FMD 表现。

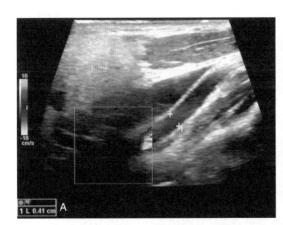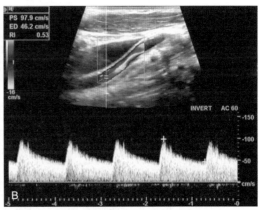

图 36-1　左颈内动脉彩色、频谱多普勒超声图像

A. 左颈内动脉管径正常，为 0.41cm；B. 左颈内动脉流速正常，PSV 为 97.9cm/s，频谱形态正常。

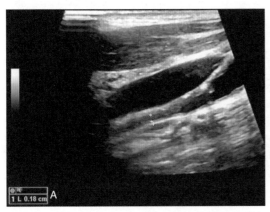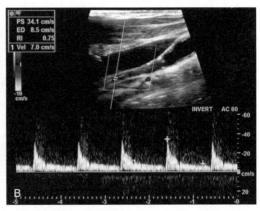

图 36-2　右颈内动脉灰阶、频谱多普勒超声图像

A. 右颈内动脉管径纤细，为 0.18cm；B. 右颈内动脉流速减慢，PSV 为 34.1cm/s，血流频谱形态高尖。

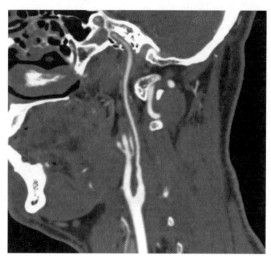

图 36-3　颈动脉 CTA 图像

右颈内动脉全程管径纤细。

病例 37

【病史】男，38 岁。发现右颈部肿物 2 个月。

【实验室检查】无。

【超声表现】见图 37-1。

【其他影像学检查】头颈 CTA：右颈动脉分叉处肿物，大小约 4cm，内部不均匀强化。

【超声诊断】右颈总动脉分叉处实性占位，颈动脉体瘤可能，右颈外、颈内动脉供血。

【超声诊断依据】病变特征：分叉内血流丰富的实性低回声包块使颈动脉分叉增宽，形态规则；超微血管成像及超声造影提示颈外动脉及颈内动脉数条营养支血管，以颈外动脉为主，内部血流丰富，考虑颈动脉体瘤可能性大。

【治疗】颈动脉体瘤切除术。

【病理诊断】(颈动脉体瘤)病变符合颈动脉体副神经节瘤；淋巴结显示为慢性炎症(颈动脉旁 0/5)。免疫组化结果：Melan-A(−)，AE1/AE3(−)，CgA(+)，Ki-67 指数 3%，S-100(+)，α-inhibin(−)，SDHB(+)。

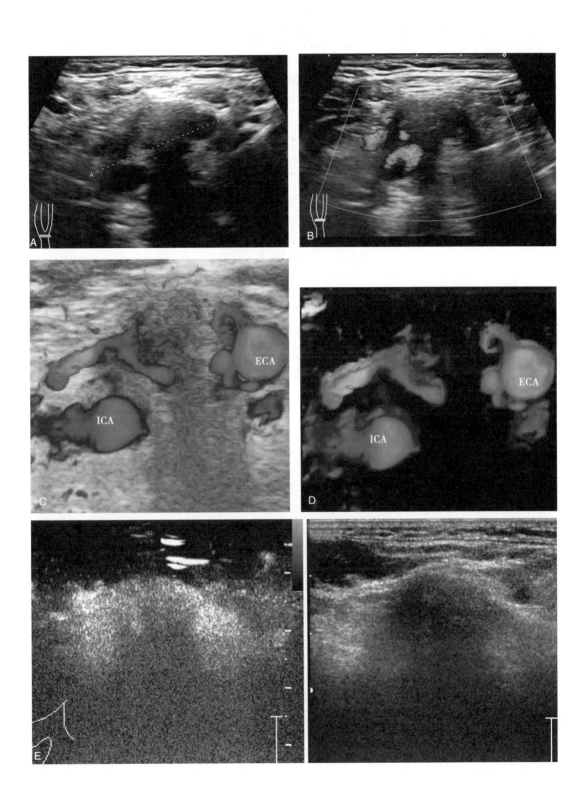

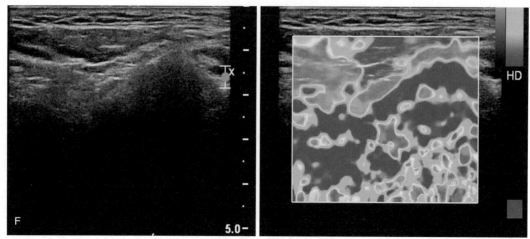

ICA. 颈内动脉；ECA. 颈外动脉。

图 37-1 右颈部超声图像

A. 灰阶超声横切面示右颈总动脉分叉处上方低回声，宽约 2.8cm，形态规则，边界清晰；B. 彩色多普勒超声示颈内、颈外动脉于其边缘穿行，内可见少许血流信号；C、D. 超微血管成像示颈外及颈内动脉数条营养支血管，以颈外动脉为主，内部血流丰富；E. 超声造影示微气泡迅速进入；F. 弹性成像呈红黄绿蓝相间，蓝色为主，质地中等。

病例 38

【病史】男，48 岁。发现右颈部肿物 7 年余。

【实验室检查】无。

【超声表现】见图 38-1。

【其他影像学检查】头颈 CTA：右颈动脉体瘤，请结合临床；右颈外动脉供血。

【超声诊断】右颈总动脉分叉处实性占位，颈动脉体瘤可能，右颈外、颈内动脉供血。

【超声诊断依据】占位特征：位于颈总动脉分叉处，呈实性、低回声、形态规则；超微血管成像提示颈外动脉及颈内动脉数条营养支，内部血流丰富，考虑颈动脉体瘤可能性大。

【治疗】颈动脉体瘤切除术。

【病理诊断】（颈动脉体瘤）副神经节瘤：AE1/AE3（-），CgA（+），Ki-67 指数 2%，S-100（+），SDHB（+）。

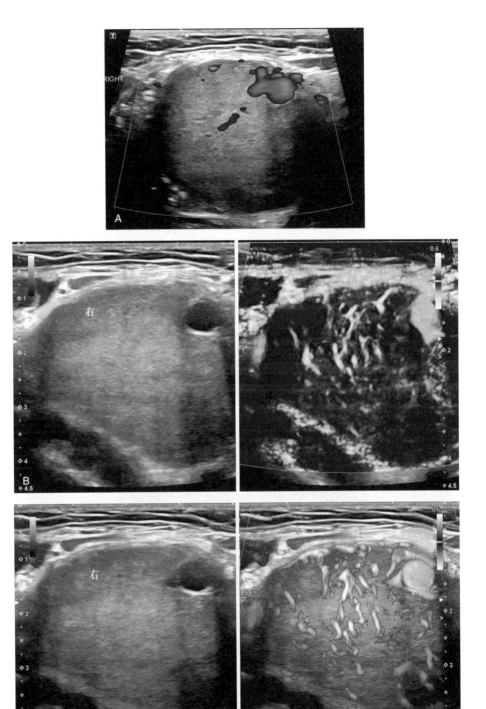

图 38-1　右颈部超声图像

彩色多普勒超声（A）示右颈总动脉分叉处低回声，大小约 4.3cm×3.6cm，形态规则，边界清晰，可见颈内、颈外动脉于其边缘穿行，内可见条形血流信号；超微血管成像（B、C）可见颈外动脉及颈内动脉数条营养支血管，内部血流丰富。

病例 39

【病史】男,45 岁。无不适,常规体检。

【实验室检查】无。

【超声表现】见图 39-1～ 图 39-4。

【其他影像学检查】无。

【超声诊断】双侧椎动脉走行变异,均自第 5 和第 6 颈椎椎间隙入横突孔,左椎动脉起源变异。

【超声诊断依据】左椎动脉起自主动脉弓,由第五颈椎横突孔进入椎间孔;右椎动脉起自头臂干分叉处,且由第五颈椎横突孔进入椎间孔。正常椎动脉均由同侧锁骨下动脉发出,并于第六颈椎入横突孔。

【临床意义】椎动脉通常进入第 6 颈椎横突孔后上行,未经第 6 颈椎横突孔上行者称为走行变异。有研究认为走行变异与眩晕存在一定相关性。左椎动脉走行变异常伴随起源变异,当左锁骨下动脉起始段狭窄时,因左椎动脉起自主动脉弓,故不受左锁骨下动脉狭窄影响,不会出现锁骨下动脉窃血样频谱改变。

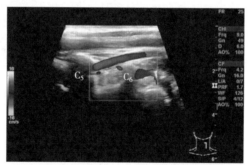

图 39-1　左椎动脉彩色多普勒超声图像

左颈部纵切扫查,可见左椎动脉由第 5 和第 6 颈椎椎间隙入横突孔。

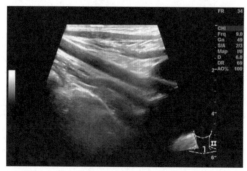

图 39-2　左椎动脉起始段灰阶超声图像

于左锁骨上窝纵切扫查追踪左椎动脉起始段,可见主动脉弓分出三支动脉,由近场至远场分别为左颈总动脉、左椎动脉起始段、左锁骨下动脉。

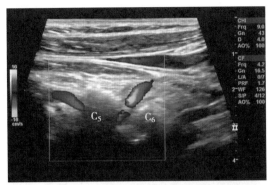

图 39-3　右椎动脉彩色多普勒超声图像

于右颈部纵切扫查,可见右椎动脉由第五和第六颈椎椎间隙入横突孔。

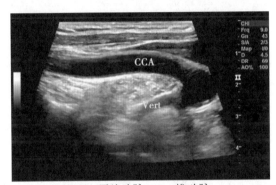

CCA. 颈总动脉;Vert. 椎动脉。

图 39-4　右椎动脉起始段灰阶超声图像

于右锁骨上窝纵切扫查,可见右椎动脉起自右颈总动脉 - 锁骨下动脉分叉处。

病例 40

【病史】男,52 岁。无不适,常规体检。

【实验室检查】无。

【超声表现】见图 40-1、图 40-2。

【其他影像学检查】左椎动脉 CTA,见图 40-3。

【超声诊断】左椎动脉双干变异,其中一支起源变异,双干于第四颈椎高度汇合。

【超声诊断依据】左椎动脉可见双干结构,其中一支起自主动脉弓,双干于第四颈椎高度汇合。

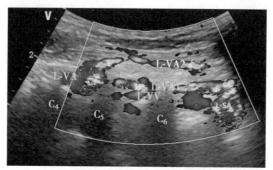

L-VV. 左椎静脉；C₅. 第五颈椎。

图 40-1 左椎动脉彩色多普勒超声图像

起自左锁骨下动脉的一支左椎动脉（L-VA1），于第六颈椎（C₆）横突孔进入椎间孔，可见左椎静脉与其伴行；另一支椎动脉（L-VA2）在横突外与之伴行，并于第四颈椎（C₄）入横突孔，而后两支椎动脉汇合为一支左椎动脉（L-VA）。

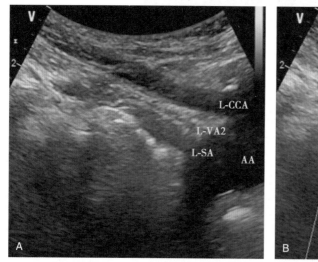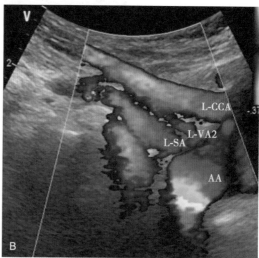

图 40-2 主动脉弓（AA）、左椎动脉（L-VA2）、左颈总动脉（L-CCA）、左锁骨下动脉（L-SA）灰阶、彩色多普勒超声图像

灰阶（A）及彩色多普勒（B）超声可见另一支椎动脉（L-VA2）起自主动脉弓。

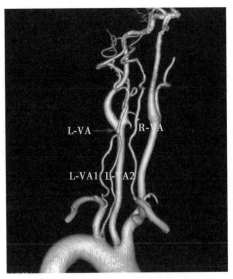

图 40-3　左椎动脉双起源 CTA 图像

一支左椎动脉(L-VA1)自左锁骨下动脉发出,另一支
左椎动脉(L-VA2)自主动脉弓发出,二者随后汇合为
一支(L-VA;箭头所示)。

病例 41

【病史】男,72 岁。主因"间断头晕半年,加重 1 周"就诊。既往高血压、糖尿病,吸烟,
15 支 /d。

【实验室检查】无。

【超声表现】见图 41-1~ 图 41-4。

【其他影像学检查】头颈 CTA,见图 41-5。

【超声诊断】双侧椎动脉起始段狭窄,右椎动脉远端病变。

【超声诊断依据】彩色多普勒超声示双侧椎动脉起始段狭窄,左侧起始段 PSV 为
458.8cm/s,V2 段血流呈小慢波频谱改变,提示重度狭窄;右椎动脉起始段 PSV 为 168.7cm/s,
V2 段流速减慢,但呈高阻频谱,提示其远端还存在其他重度狭窄或闭塞。CTA 证实超声
诊断。

【临床意义】局限性重度狭窄远端的血流流速与阻力均会下降。但当狭窄远端出现反
常的血流阻力升高时,要想到更远端可能还存在重度狭窄或闭塞。通过血流动力学参数(流
速、血流阻力、频谱形态)判断病变位置是血管超声诊断思路的重要组成部分。

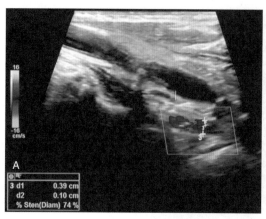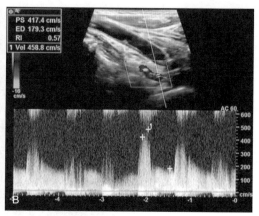

图 41-1　左椎动脉起始段彩色多普勒及频谱多普勒超声图像

A. 彩色多普勒超声示左椎动脉起始段充盈缺损,狭窄率约 74%;B. 频谱多普勒超声示流速明显增快伴杂音,校正后 PSV 为 458.8cm/s。

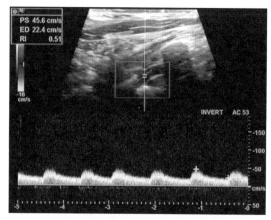

图 41-2　左椎动脉椎间段(V2 段)频谱多普勒超声图像

左椎动脉 V2 段血流阻力减低,呈低搏动频谱,PSV 为 45.6cm/s。

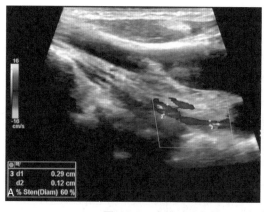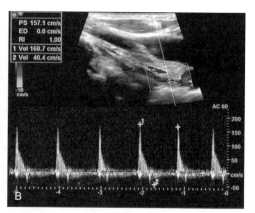

图 41-3　右椎动脉起始段彩色多普勒、频谱多普勒超声图像

A. 彩色多普勒超声示右椎动脉起始段充盈缺损,狭窄率约 60%;B. 频谱多普勒超声示流速增快,PSV 为168.7cm/s,但血流频谱高尖,提示阻力明显升高。

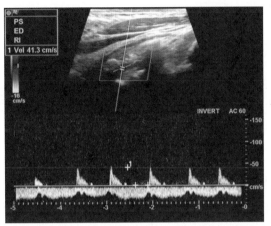

图 41-4　右椎动脉椎间段（V2 段）频谱多普勒超声图像
向远心端探查，可见右椎动脉 V2 段呈单峰血流频谱，
PSV 为 41.3cm/s，提示远端存在重度狭窄或闭塞。

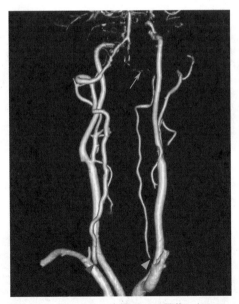

图 41-5　头颈 CTA 图像
双侧椎动脉起始段狭窄（红色三角箭头所示左椎动脉
起始段；绿色三角箭头所示右椎动脉起始段），右椎动
脉 V3~V4 段次全闭塞（绿色箭头所示）。

病例 42

【病史】男,61 岁。主因"头晕 1 年,加重 10 天"就诊。既往吸烟史 30 年,平均 20 支 /d;2 型糖尿病 15 年,血糖控制不佳,餐后血糖 13.5mmol/L。

【实验室检查】无。

【超声表现】见图 42-1、图 42-2。

【其他影像学检查】椎动脉 CTA,见图 42-3。

【超声诊断】右椎动脉起始段闭塞,左椎动脉起始段重度狭窄。

【超声诊断依据】右椎动脉起始段管腔内充填低回声,无血流信号通过,提示闭塞。左椎动脉起始段管腔内可见彩色血流充盈缺损、变细,呈五彩镶嵌血流信号,探及高速动脉频谱,PSV 为 447.5cm/s,远端频谱呈小慢波样改变,提示起始段为重度狭窄。头颈 CTA 证实以上诊断。

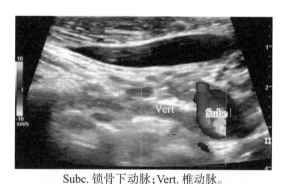

Subc. 锁骨下动脉;Vert. 椎动脉。

图 42-1　右椎动脉起始段彩色多普勒超声图像

右椎动脉起始段管腔内充填低回声,未见血流通过。

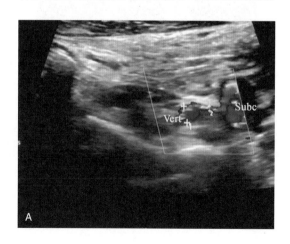

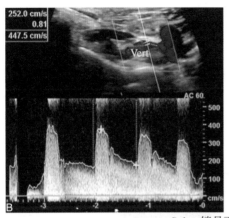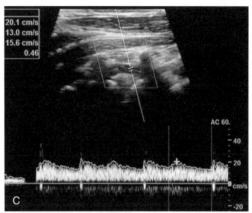

Subc. 锁骨下动脉；Vert. 椎动脉。

图 42-2　左椎动脉彩色多普勒和频谱多普勒超声图像

A. 左椎动脉起始段彩色多普勒超声示管腔内彩色血流充盈缺损、变细，呈五彩镶嵌血流信号，狭窄率约 72%；B. 左椎动脉起始段频谱多普勒超声示狭窄处可探及高速动脉频谱，校正后 PSV 为 447.5cm/s；C. 左椎动脉椎间段（V2 段）频谱多普勒超声示左椎动脉远端血流流速减慢，PSV 为 20.1cm/s，频谱形态呈小慢波样改变。

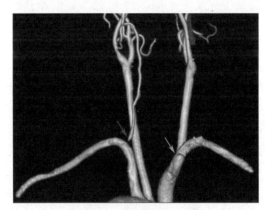

图 42-3　椎动脉 CTA 图像

右椎动脉起始段闭塞（绿色箭头所示），左椎动脉起始
段重度狭窄（红色箭头所示）。

病例 43

【病史】男，65 岁。主因"双眼复视伴头晕 1 周"就诊。既往糖尿病 15 年，血糖控制尚可；高血脂，未规律服药。

【实验室检查】无。

【超声表现】见图 43-1~ 图 43-3。

【其他影像学检查】头颈 CTA，见图 43-4。

【超声诊断】左椎动脉起始段闭塞，远端侧支代偿形成。

【超声诊断依据】左椎动脉起始段管腔内充填低回声，未探及血流信号，提示闭塞；V2段可见侧支血流注入，并于V3段形成稳定的入颅血流，提示侧支代偿形成。V3段流速减慢，提示代偿不佳。

【临床意义】动脉间有无代偿关系，取决于其间是否存在代偿支，以及压力差。起自甲状颈干的颈升动脉与椎动脉间存在多条肌支通路。正常情况下，相邻动脉内压力平衡，肌支通路不开放或动态开放。该病例中，左椎动脉起始段闭塞，远端压力下降，此时颈升动脉内压力高于椎动脉，血流便可顺压力梯度，通过肌支通路持续代偿给椎动脉，并形成入颅血流。

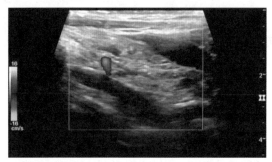

图 43-1　左椎动脉起始段彩色多普勒超声图像
左椎动脉开口处管腔内充填低回声，未探及血流信号。

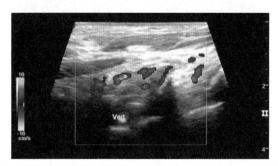

图 43-2　左椎动脉椎间段（V2段）彩色多普勒超声图像
左椎动脉 V2 段周边可见丰富侧支血流注入。

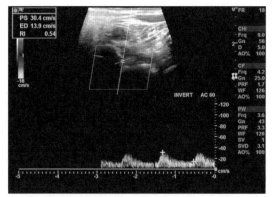

图 43-3　左椎动脉寰枢段（V3段）频谱多普勒超声图像
可探及入颅血流，流速偏低，PSV 为 30.4cm/s。

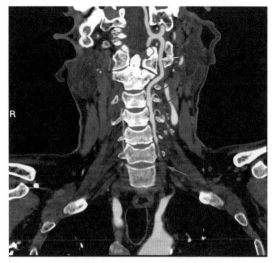

图 43-4 头颈 CTA 图像

左椎动脉起始段闭塞(绿色箭头所示),其远端可见多条侧支血管与其吻合(红色箭头所示),远端管腔通畅(黄色箭头所示)。

病例 44

【病史】男,52 岁。左椎动脉起始段重度狭窄,行椎动脉支架植入术。术后 3 个月椎动脉超声检查复查提示左椎动脉起始段支架通畅。

【实验室检查】无。

【超声表现】见图 44-1~ 图 44-3。

【其他影像学检查】无。

【超声诊断】左椎动脉起始处支架植入术后,支架内血流通畅。

【超声诊断依据】左椎动脉起始处可见网状支架回声,支架贴壁尚可,彩色多普勒超声未见明确充盈缺损,流速稍增快。

【临床意义】超声能够监测支架内是否出现再狭窄及再狭窄的程度,可作为支架术后随访的主要手段。

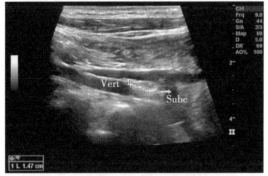

Subc. 锁骨下动脉；Vert. 椎动脉。

图 44-1 左椎动脉起始段支架灰阶超声图像

纵切面示左椎动脉起始段可见网状支架回声，长约1.47cm，支架基本完整附壁，支架前、后壁内膜无增厚，支架呈连续网状强回声，未见成角或断裂。

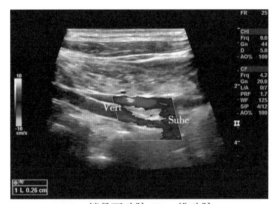

Subc. 锁骨下动脉；Vert. 椎动脉。

图 44-2 左椎动脉起始段支架彩色多普勒超声图像

纵切面左椎动脉起始段支架内血流充盈好，内径约0.26cm，未见明显充盈缺损。

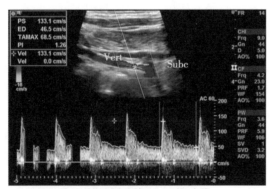

Subc. 锁骨下动脉；Vert. 椎动脉。

图 44-3 左椎动脉起始段支架内频谱多普勒超声图像

左椎动脉起始段支架内流速稍增快，PSV 为 133.1cm/s。

病例 45

【病史】女,20 岁。主因"向左猛烈转头后头痛 2 天"就诊。

【实验室检查】无。

【超声表现】见图 45-1、图 45-2。

【其他影像学检查】无。

【超声诊断】右椎动脉 V1 段撕脱性夹层伴血栓形成。

【超声诊断依据】右椎动脉 V1 段可见典型双腔结构,真腔内可见线状血流通过,假腔内充填不均匀低回声,结合年龄及猛烈转头后头痛病史,考虑撕脱性夹层伴血栓形成。

【临床意义】自发性夹层通常有明确的机械损伤史,如外伤、按摩、鞭击样甩头等。夹层处血栓形成并脱落是夹层后卒中的主要病因之一,超声医师可结合病史与超声表现给予诊断。

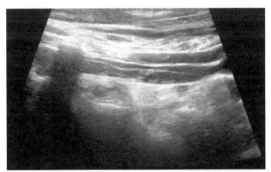

图 45-1　右椎动脉灰阶超声图像

右椎动脉颈段(V1 段)管腔内可见摆动的游离内膜片,
将右椎动脉分为双腔结构,假腔内充填不均匀低回声。

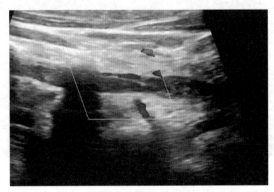

图 45-2　右椎动脉彩色多普勒超声图像

真腔内可见线样血流通过,假腔内未见血流信号。

病例 46

【病史】女, 75 岁。主因"左上肢脉弱"就诊。

【实验室检查】无。

【超声表现】见图 46-1~ 图 46-3。

【其他影像学检查】无。

【超声诊断】左锁骨下动脉起始段重度狭窄伴隐匿型（Ⅰ期）窃血。

【超声诊断依据】超声检查提示左锁骨下动脉起始段后壁低回声斑块形成,致左锁骨下动脉起始段重度狭窄,流速增快,同时,左椎动脉收缩期切迹,符合锁骨下动脉Ⅰ期窃血表现。

【临床意义】锁骨下动脉起始段狭窄或闭塞时,狭窄远端压力下降,影响同侧椎动脉及上肢动脉供血,随着狭窄的加重,上肢缺血加重,会通过患侧椎动脉从对侧椎动脉盗取部分血流,从而导致对侧椎动脉入颅血流减少,这种现象称为锁骨下动脉窃血。随着锁骨下动脉狭窄程度的加重,患侧椎动脉频谱可出现收缩期切迹,收缩期血流方向逆转及全心动周期血流方向逆转。因窃血引起椎基底动脉供血不足而产生的一系列神经系统症状称为锁骨下动脉窃血综合征(SSS)。锁骨下动脉窃血通常被认为是一种良性的血流动力学改变,只有约5%的锁骨下动脉窃血会引起神经系统症状。

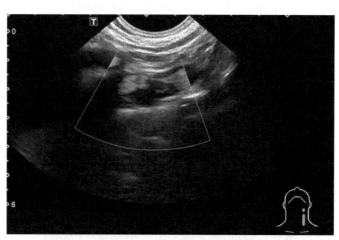

图 46-1　左锁骨下动脉起始段彩色多普勒超声图像
前壁可见内中膜增厚、后壁可见低回声斑块,局部管
腔内彩色血流明显变细。

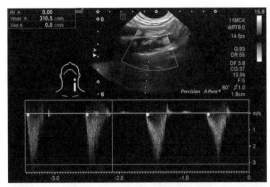
图 46-2　左锁骨下动脉起始段频谱多普勒超声图像
可探及高速射流,PSV 为 310.5cm/s。

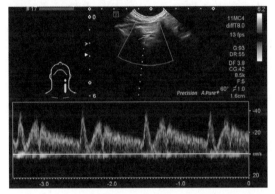
图 46-3　左椎动脉椎间段频谱多普勒超声图像
可探及伴收缩期切迹的动脉频谱。

病例 47

【病史】女,75 岁。主因"双侧上肢血压相差 50mmHg,伴有头晕半年"就诊。

【实验室检查】无。

【超声表现】见图 47-1~ 图 47-4。

【其他影像学检查】无。

【超声诊断】右锁骨下动脉起始段重度狭窄伴 Ⅱ 型(部分型)窃血,束臂试验阳性。

【超声诊断依据】颈动脉超声提示右锁骨下动脉起始段后壁低回声斑块形成致重度狭窄,右椎动脉收缩期血流方向逆转,束臂试验后右椎动脉血流方向完全逆转,证实存在右锁骨下动脉窃血。

【临床意义】束臂试验为锁骨下动脉窃血的确认试验。当锁骨下动脉狭窄,患侧椎动脉出现疑似窃血样频谱时,可进行束臂试验,利用血压计袖带进行加压,当压力达到 200mmHg时,持续 3~5 秒,瞬间放开袖带,同时利用彩色多普勒超声检测患侧椎动脉血流速度、频谱形态变化及患侧锁骨下动脉血流速度的指标,此时患侧上肢缺血加重,窃血程度加重。束臂试验阳性表现为收缩期频谱的切迹加深,或收缩期血流方向逆转频谱变为全心动周期逆转血流。

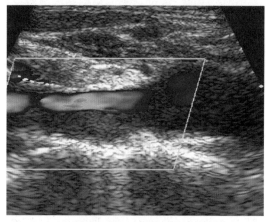

图 47-1　右锁骨下动脉起始段彩色多普勒超声图像
右锁骨下动脉起始段后壁可见低回声斑块,斑块处彩色血流充盈缺损,管腔狭窄。

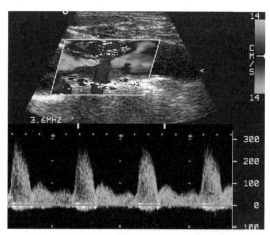

图 47-2　右锁骨下动脉起始段频谱多普勒超声图像
右锁骨下动脉起始段狭窄处可探及高速射流血流频谱,PSV 为 300cm/s。

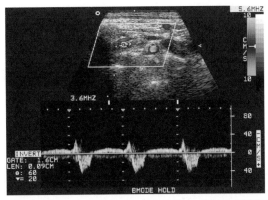

图 47-3　右椎动脉椎间段静息状态频谱多普勒超声图像

右椎动脉椎间段探及收缩期血流方向逆转的动脉频
谱,正向血流 PSV 为 26cm/s,反向血流 PSV 为 42cm/s。

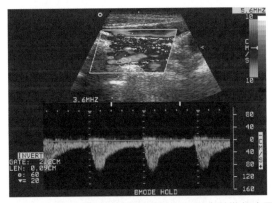

图 47-4　右椎动脉椎间段束臂试验后频谱多普勒超声图像

行束臂试验后,右椎动脉椎间段呈完全反向的动脉频
谱,反向血流 PSV 为 97cm/s。

病例 48

【病史】女,59 岁,因左上肢无脉,伴有头晕 1 年,近 3 个月症状加重就诊。

【实验室检查】无。

【超声表现】见图 48-1~图 48-3。

【其他影像学检查】无。

【超声诊断】左锁骨下动脉起始段闭塞,完全型(Ⅲ型)窃血。

【超声诊断依据】左锁骨下动脉起始段管腔内未探及血流信号,提示闭塞;左椎动脉全心动周期血流方向逆转,符合锁骨下动脉Ⅲ型窃血。

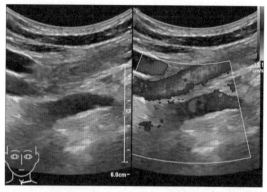

图 48-1　左锁骨下动脉起始段彩色多普勒超声图像
左锁骨下动脉起始段管腔内可见低回声,局部管腔内
未见彩色血流充盈(左图和右图分别为灰阶超声图像
和彩色多普勒超声图像)。

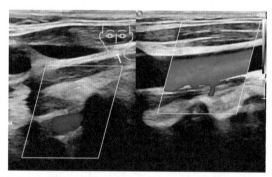

图 48-2　左椎动脉椎间段与左颈总动脉彩色多普勒超声图像
左椎动脉椎间段管腔彩色血流呈红色,左颈总动脉管
腔内彩色血流呈蓝色,左椎动脉椎间段与左颈总动脉
彩色血流方向相反,提示左椎动脉血流方向完全逆转。

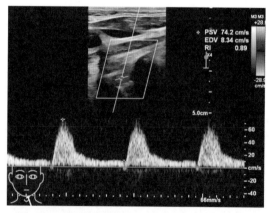

图 48-3　左椎动脉椎间段频谱多普勒超声图像
左椎动脉椎间段可探及全心动周期血流方向逆转动
脉频谱,逆向血流 PSV 为 74.2cm/s。

病例 49

【病史】女,55 岁。主因"左上肢无脉,头晕 3 个月"就诊。诊断为左锁骨下动脉重度狭窄伴Ⅲ型窃血形成,左椎动脉血流方向完全逆转。行左锁骨下动脉支架植入术,现术后 3 个月复查。

【实验室检查】无。

【超声表现】见图 49-1~ 图 49-4。

【其他影像学检查】无。

【超声诊断】左锁骨下动脉支架植入术后,支架内血流通畅。

【超声诊断依据】左锁骨下动脉近端可见支架样回声,CDFI 示支架内血流通畅;左椎动脉流速、频谱形态、血流方向正常。

【操作要点】左锁骨下动脉因起自主动脉弓,位置较深,起始段及近端不易探查。检查时可选用凸阵探头、腔内探头或心脏探头,可采用两种探测角度:①探头于矢状面沿左颈总动脉长轴纵切,向下倾斜按压,由浅至深可见左颈总动脉、左锁骨下动脉;②探头置于胸骨上窝,Mark 标记指向剑突,此时可见左颈总动脉位于左侧,左锁骨下动脉位于右侧,二者下方连接主动脉弓,见图 49-5。

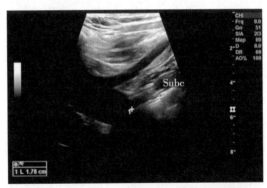

图 49-1 左锁骨下动脉近端支架灰阶超声图像

纵切面示左锁骨下动脉网状支架强回声,支架贴壁良好,前、后壁内膜无增厚,全长约 1.78cm。

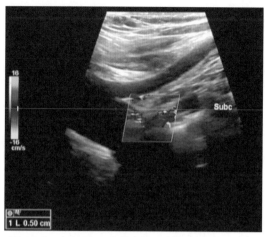

图 49-2　左锁骨下动脉支架彩色多普勒超声图像

左锁骨下动脉支架内血流充盈好,未见充盈缺损,内径 0.50cm。

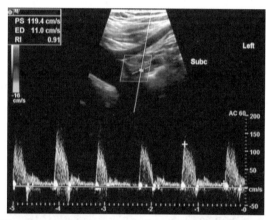

图 49-3　左锁骨下动脉近端支架频谱多普勒超声图像

左锁骨下动脉流速、阻力正常,PSV 为 119.4cm/s。

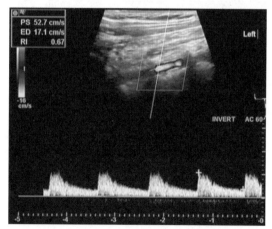

图 49-4　左椎动脉 V2 段频谱多普勒超声图像

左椎动脉 V2 段流速、频谱形态、血流方向正常。

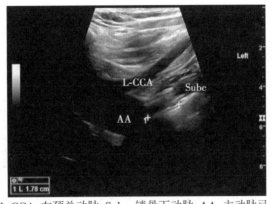

L-CCA. 左颈总动脉；Subc. 锁骨下动脉；AA. 主动脉弓。

图 49-5　左锁骨下动脉切面超声图像

病例 50

【病史】男,76 岁。吸烟 50 余年,发现左上肢无脉,头晕半年余。超声检查左锁骨下动脉起始段闭塞,左椎动脉Ⅲ型窃血,行锁骨下动脉 - 锁骨下动脉人工血管转流术。

【实验室检查】无。

【超声表现】见图 50-1。

【其他影像学检查】无。

【超声诊断】锁骨下动脉 - 锁骨下动脉人工血管转流术后,人工血管内血栓形成,闭塞。

【超声诊断依据】左锁骨下动脉起始段至右锁骨下动脉起始段探及人造血管管腔,其内探及低回声。CDFI 示人工血管管腔内未探及血流信号。

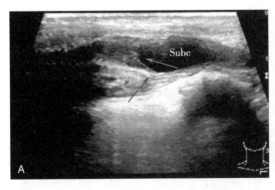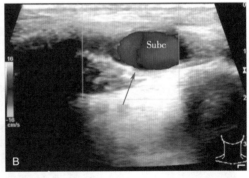

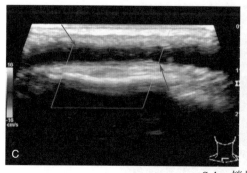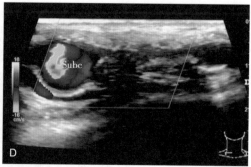

Subc. 锁骨下动脉。

图 50-1　锁骨下动脉 - 锁骨下动脉人工血管转流术后转流人工血管完全性阻塞灰阶、彩色多普勒超声图像

A. 左锁骨下动脉与转流人工血管灰阶超声图像(红色箭头所示为转流人工血管与左侧锁骨下动脉吻合口,绿色箭头所示为转流人工血管内低回声,即血栓);B. 彩色多普勒超声示转流人工血管内低回声,转流人工血管与左锁骨下动脉吻合口及吻合口以远的转流人工血管内未见彩色血流充盈,左锁骨下动脉彩色血流充盈好(红色箭头所示为转流人工血管与左锁骨下动脉吻合口);C. 胸骨上窝皮下软组织内转流人工血管彩色多普勒超声示胸骨上窝皮下软组织内可见转流人工血管回声(红色箭头所示),转流人工血管内充填低回声,未见彩色血流充盈;D. 右锁骨下动脉与转流人工血管彩色多普勒超声图像示人工血管与右锁骨下动脉吻合处管腔内充填实性低回声,未探及血流信号。

病例 51

【病史】女,65 岁。二尖瓣人工瓣膜置换术,术后出现间断发热。查体发现左锁骨上窝可闻及血管杂音。

【实验室检查】3 次不同时间(间隔均 >1 小时)血培养结果为阳性,为金黄色葡萄球菌。

【超声表现】见图 51-1。

【其他影像学检查】无。

【超声诊断】左锁骨下动脉假性动脉瘤(感染性)。

【超声诊断依据】受累动脉旁可见不规则低 - 无回声区,边界清或不清,形态尚规则。彩色多普勒超声示瘤体内红蓝相间的涡状血流信号,破口处呈双期双向血流频谱。

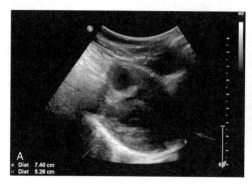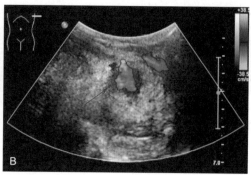

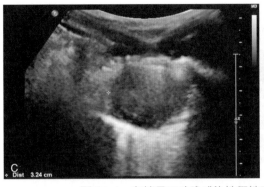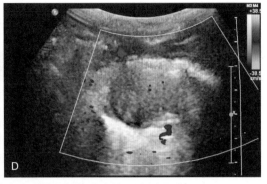

图 51-1　左锁骨下动脉感染性假性动脉瘤弹簧圈封堵治疗前、后超声图像

A. 治疗前灰阶超声示左锁骨下动脉旁一个低回声区(红色箭头所示),边界尚清晰,形态尚规则,大小约7.40cm×5.26cm;B. 治疗前彩色多普勒超声示左锁骨下动脉旁低 - 无回声内可见少量彩色血流充盈(红色箭头所示);C. 治疗后灰阶超声示左锁骨下动脉旁假性动脉瘤体积较术前明显缩小,呈大小约 2.51cm×3.24cm的均质低回声;D. 治疗后彩色多普勒超声示左锁骨下动脉旁低回声区内部未见彩色血流信号。

病例 52

【病史】女,31 岁。无意中发现右颈部皮下条索状硬结。颈静脉超声检查提示右颈内静脉血栓形成。

【实验室检查】无。

【超声表现】见图 52-1。

【其他影像学检查】无。

【超声诊断】右颈内静脉血栓形成。

【超声诊断依据】管腔内见均匀或不均匀的低回声,陈旧性病变可呈中等回声或高回声。探头加压管腔不能压瘪,乏氏试验管腔不增宽。管腔内无血流信号或呈不规则狭窄血流束。

【临床意义】多普勒超声检查是初步诊断深静脉血栓形成的首选静脉影像学方法。多普勒超声可以进行静脉加压分析和静脉血流多普勒成像,目前认为血管加压检查评估更准确。确诊深静脉血栓的患者在抗凝治疗期间和治疗后,临床上应该监测抗凝治疗的疗效。随访检查及影像学评价能让医生及时发现接受抗凝治疗患者的血栓进展和治疗成功后的深静脉血栓复发。

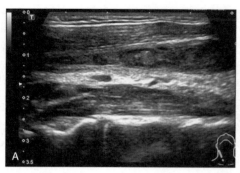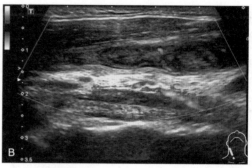

图 52-1　右颈内静脉血栓超声图像

A. 灰阶超声示右颈内静脉管腔未见明显增宽,管腔内可见不均质低回声充填;B. 彩色多普勒超声示右颈内静脉管腔内不均质低回声内可见少量星点状血流信号。

病例 53

【病史】女,48 岁。右肺癌 1 年余。近半个月,感觉右颈部活动后疼痛。

【实验室检查】D- 二聚体升高(5.16mg/L),纤维蛋白原降解产物升高(14.53μg/ml)。

【超声表现】见图 53-1。

【其他影像学检查】无。

【超声诊断】右颈内静脉血栓。

【超声诊断依据】右颈内静脉管腔增宽,管腔内充满不均质低回声,探头加压静脉管腔不能完全闭合,彩色多普勒超声示无血流信号,频谱多普勒超声未探及静脉频谱。

【临床意义】静脉血栓形成典型的临床症状包括疼痛、血栓形成的同侧下肢远端水肿,但并非所有病例均存在上述症状。如果出现任何急性深静脉血栓形成的明显的临床症状 /体征,临床上应高度怀疑深静脉血栓。肿瘤患者发生静脉血栓栓塞症,包括深静脉血栓形成和肺栓塞的风险比非肿瘤患者高数倍。D- 二聚体检查用于肿瘤患者的深静脉血栓诊断可靠性有限,推荐患者尽可能接受血管超声检查。

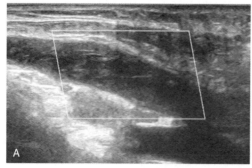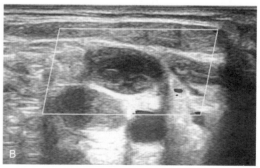

图 53-1　右颈内静脉彩色多普勒超声图像

纵切面(A)横切面(B)示右颈内静脉管腔内充满中等稍低回声,未探及血流信号。

病例 54

【病史】男,78 岁。确诊食管中段低分化鳞状细胞癌 5 年余,左颈部淋巴结转移近 3 年。行放疗及化疗,肿瘤标志物未见明显异常。近来感觉左颈部疼痛,并出现声音嘶哑、左声带麻痹,现复查超声。

【实验室检查】无。

【超声表现】见图 54-1~ 图 54-2。

【其他影像学检查】无。

【超声诊断】左颈部实性占位侵及血管,左颈内静脉癌栓形成。

【超声诊断依据】癌栓可表现为静脉内实性占位,管壁未被侵及、连续性好;或静脉管壁被广泛浸润,管壁结构模糊或连续性中断。本病例为食管癌,颈部可见低回声包块并与静脉管腔内不均质低回声关系密切,静脉管壁模糊呈低回声占位表现,并探及动脉血流信号,考虑癌栓形成。

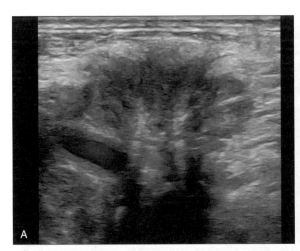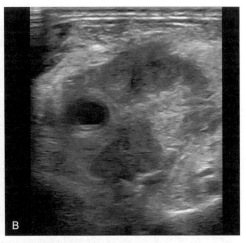

图 54-1 左颈部上段灰阶超声图像

纵切面(A)及横切面(B)示不均质低回声病变,边界不清,形态不规则,包绕颈总动脉。左颈部上段横切面对颈内静脉显示不清。

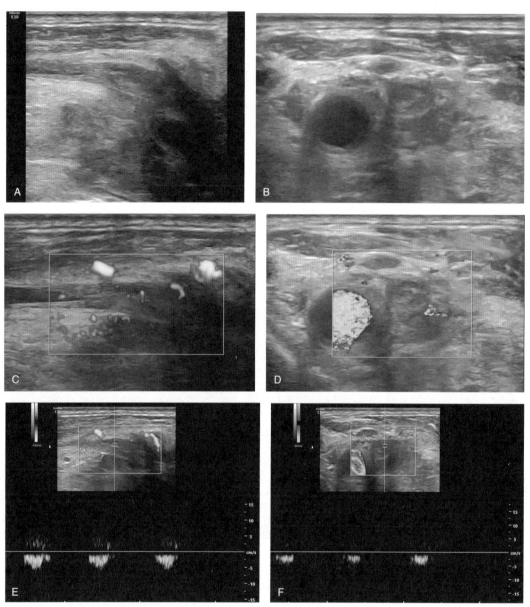

图 54-2　左颈内静脉灰阶、彩色多普勒及频谱多普勒超声图像

灰阶超声（A、B）、彩色多普勒超声（C、D）、频谱多普勒超声（E、F）纵切面及横切面示左颈内静脉管腔内充满不均质低回声，管腔内可见少许血流信号，可探及动脉血流频谱。

病例 55

【病史】女,61 岁。无明显不适,常规查体。

【实验室检查】无。

【超声表现】见图 55-1。

【其他影像学检查】无。

【超声诊断】左颈内静脉静脉石形成。

【超声诊断依据】左颈内静脉管腔内实性强回声,探头加压不能压瘪。

【相关知识】静脉石多于静脉血栓钙化后形成,常见于静脉曲张、血管瘤,超声表现为静脉内强回声,后伴声影,部分探头加压可见移动。

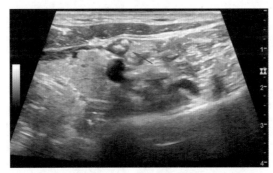

图 55-1 左颈内静脉静脉石灰阶超声图像
左颈内静脉管腔内可见实性强回声,后方伴声影,探头加压不能压瘪(红色箭头所示该实性回声;绿色箭头所示左颈总动脉)。

病例 56

【病史】女,52 岁。咳嗽时无意中发现右颈部包块,可自行消失。

【实验室检查】无。

【超声表现】见图 56-1~ 图 56-3。

【其他影像学检查】无。

【超声诊断】右颈内静脉扩张。

【超声诊断依据】二维超声表现:一侧颈内静脉管腔呈梭形膨大或局限性囊状扩张,多见于颈内静脉近心端,扩张节段管径>1.5倍邻近正常管径。扩张段管腔平滑光整,腔内透声好。瓦尔萨尔瓦(Valsalva)试验中扩张段管径平静呼吸时明显增加,探头加压能完全压瘪。彩色多普勒表现:膨大处血流暗淡,呈红蓝相间的涡流。

【临床意义】临床上常见患者以"咳嗽后颈部包块"来诊,发现颈内静脉局部增宽,多为无临床意义的生理性变异。颈静脉扩张的原因分为先天性扩张和后天继发性扩张。后天继发性扩张的主要原因包括颈静脉瓣冗长、无名静脉或上腔静脉压迫综合征、右心功能不全导致的中心静脉压升高等,在检查中须注意和明确诊断。目前国内外尚无公认的颈内静脉狭窄、颈静脉瓣冗长标准。

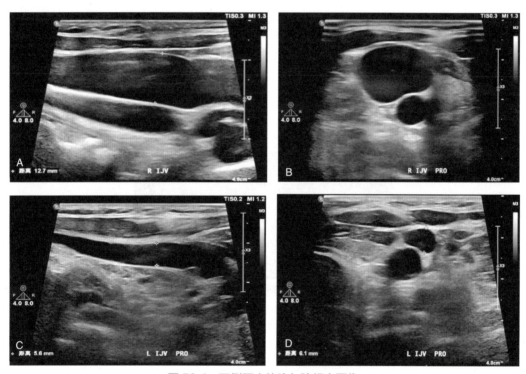

图 56-1 双侧颈内静脉灰阶超声图像
右颈内静脉纵切面(A)、横切面(B)及左颈内静脉纵切面(C)、横切面(D)示右颈内静脉内径增宽(1.27cm>0.56cm)。

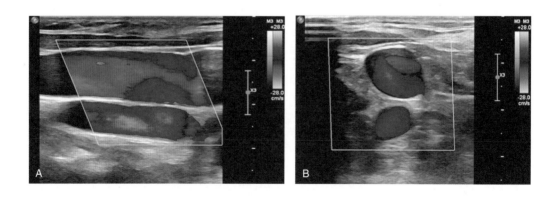

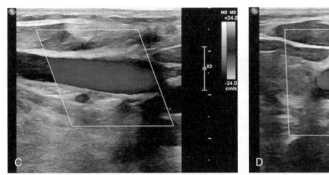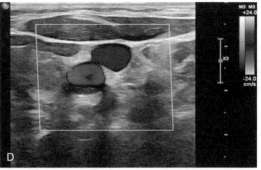

图 56-2　双侧颈内静脉彩色多普勒超声图像

右颈内静脉纵切面（A）、横切面（B）及左颈内静脉纵切面（C）、横切面（D）示右颈内静脉
扩张部分可见红蓝相间的涡流，左颈内静脉血流正常。

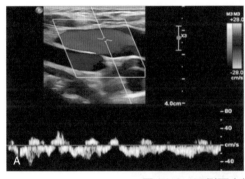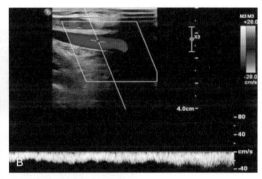

图 56-3　双侧颈内静脉频谱多普勒超声图像

A. 右颈内静脉呈三峰波型，即收缩期及舒张早中期为两个向心波型，舒张晚期为反向血流；
B. 左颈内静脉示血流频谱形态呈带状，血流速度变化较小。

病例 57

【病史】女，59 岁。发现颈部包块数月，逐步增大。

【实验室检查】未见明显异常。

【超声表现】见图 57-1~ 图 57-3。

【其他影像学检查】无。

【超声诊断】左颈外静脉内实性结节，血管来源可能。

【超声诊断依据】左颈外静脉内实性占位，性质待查。

【病理诊断】肉芽肿性血管瘤。

【知识拓展】肉芽肿性血管瘤亦称小叶毛细血管瘤，由于创伤或刺激导致组织增生。好发于皮肤及黏膜，若发生于血管，则常发生于颈部及上肢静脉，女性多见。

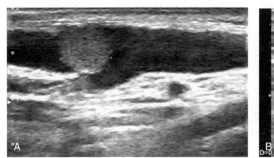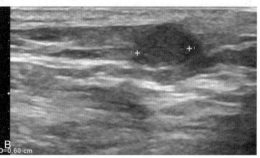

图 57-1　左颈外静脉灰阶超声图像

纵切面（A）、横切面（B）示左颈外静脉内低回声结节，边界清晰，形态规则，回声均匀，大小约
0.7cm×0.6cm×0.5cm。

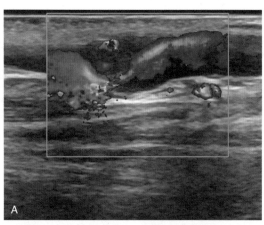

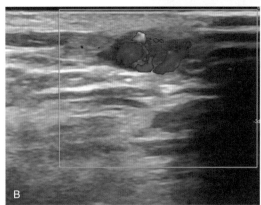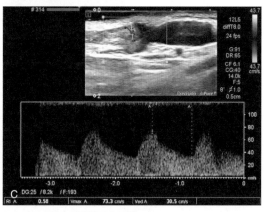

图 57-2　左颈外静脉内结节彩色及频谱多普勒超声图像

彩色多普勒超声纵切面（A）、横切面（B）示结节内可探及血流信号；频谱多普勒超声（C）示结节内可探及动
脉血流频谱。

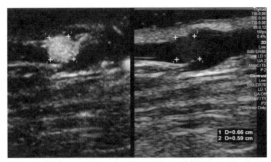
图 57-3　左颈外静脉超声造影图像

左颈外静脉内结节动脉期呈快速高增强、造影剂微气泡
分布均匀（左图为超声造影图像；右图为灰阶超声图像）。

病例 58

【病史】女,57 岁。冠心病经肱动脉穿刺行冠状动脉支架植入治疗,术后穿刺点局部肿胀、疼痛,可闻及明显血管杂音。

【实验室检查】无。

【超声表现】见图 58-1。

【其他影像学检查】无。

【超声诊断】肱动脉假性动脉瘤。

【超声诊断依据】肱动脉旁瘤样包块,包块与肱动脉之间瘘口形成,瘘口内可见双期双向高速血流,结合肱动脉穿刺病史,可诊断为肱动脉假性动脉瘤形成。

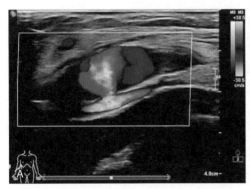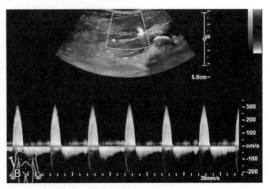
图 58-1　肱动脉超声图像

A. 彩色多普勒超声示肱动脉内彩色血流自肱动脉前壁破口进入肱动脉旁瘤样混合回声区,瘤样回声内可见实性低回声;B. 频谱多普勒超声示破口处可探及双期双向血流频谱,正向 PSV 为 304cm/s,反向 PSV 为 86cm/s。

病例 59

【病史】经右肱动脉行冠状动脉造影及经皮冠状动脉介入术,术后 1 天出现上臂肿胀,活动时有痛感。现在术后 2 天来检查。

【实验室检查】凝血六项正常,血糖及糖化血红蛋白正常,甘油三酯升高(2.08mmol/L),尿酸升高(441μmol/L)。

【超声表现】见图 59-1~ 图 59-4。

【其他影像学检查】无。

【超声诊断】右肱动脉旁囊实性包块,考虑假性动脉瘤形成。

【超声诊断依据】右肱动脉于肘上约 2.5cm 处见血管壁破口,破口旁可见囊实性包块(瘤体),二者相通,瘤颈约 0.22cm,于瘤颈处可测得高速血流信号,PSV 为 375cm/s,瘤体大小 4.4cm×1.9cm,边界清,瘤壁缺乏动脉壁各层结构,瘤体内可见缓慢动脉血流信号,呈涡流,远离破口侧瘤壁可见附壁低回声。

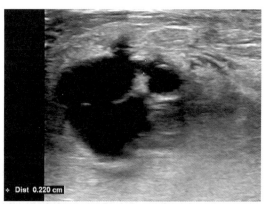

图 59-1　右肱动脉及相邻混合回声灰阶超声图像
横切面示右肱动脉管腔旁不规则混合回声区,两者之间可见连通。

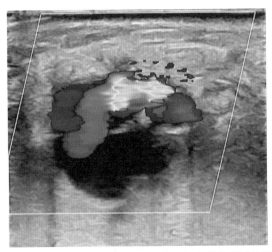

图 59-2　肱动脉及相邻混合回声彩色多普勒超声图像

肱动脉与混合回声之间可见花色血流信号,瘤体内呈涡流。

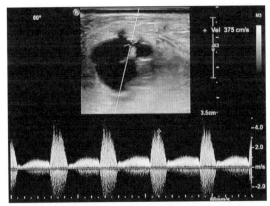

图 59-3　肱动脉与无回声交通处频谱多普勒超声图像

瘤颈处测得高速血流信号。

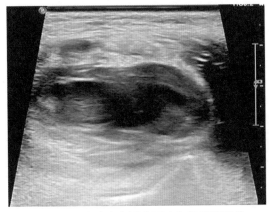

图 59-4　肱动脉旁混合回声灰阶超声图像

无回声内壁可见低回声。

病例 60

【病史】男,63 岁。因冠心病行桡动脉穿刺造影检查,术后穿刺点局部略肿胀、疼痛。

【实验室检查】无。

【超声表现】见图 60-1~ 图 60-3。

【其他影像学检查】无。

【超声诊断】桡动脉旁血肿形成。

【超声诊断依据】桡动脉穿刺点旁可见不规则混合回声区,彩色多普勒超声未见其与桡动脉间存在异常交通,且其内部未见血流信号,结合桡动脉穿刺病史,可诊断为桡动脉穿刺后周边组织血肿。

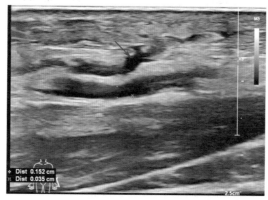

图 60-1　桡动脉及相邻混合回声灰阶超声图像
纵切面示桡动脉下段管腔浅侧可见一个不规则低回声区(箭头所示)。

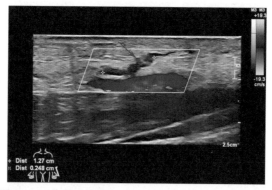

图 60-2　桡动脉及相邻混合回声彩色多普勒超声图像
桡动脉下段管腔内血流充盈好,桡动脉浅侧低回声内未见明显血流信号(箭头所示)。

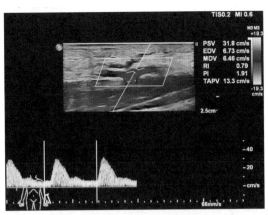

图 60-3　桡动脉频谱多普勒超声图像

桡动脉内血流流速、阻力大致正常。

病例 61

【病史】女,74 岁。因冠心病行桡动脉穿刺造影检查,术后穿刺点局部略肿胀,可闻及血管杂音。

【实验室检查】无。

【超声表现】见图 61-1~ 图 61-4。

【其他影像学检查】无。

【超声诊断】桡动脉 - 头静脉动静脉瘘（AVF）形成。

【超声诊断依据】彩色多普勒示桡动脉与头静脉间存在瘘口样异常交通,瘘口内流速增快,桡动脉近瘘口处血流阻力降低,头静脉近瘘口处表现为动脉化频谱,结合桡动脉穿刺病史,符合 AVF 表现。

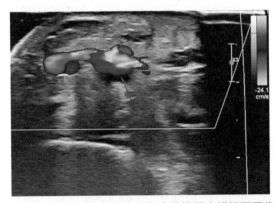

图 61-1　桡动脉、头静脉彩色多普勒超声横切面图像

桡动脉与头静脉间可见血流相通(红色箭头所示为桡动脉;蓝色箭头所示为头静脉)。

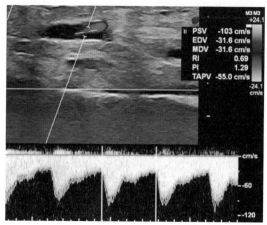

图 61-2 桡动脉 - 头静脉瘘口频谱多普勒超声图像

桡动脉 - 头静脉瘘口处可探及高速血流频谱,PSV 为 103cm/s。

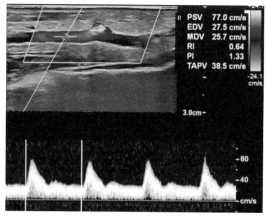

图 61-3 桡动脉远心端频谱多普勒超声图像

桡动脉远心端管腔内血流充盈好,阻力略减低,RI 为 0.64。

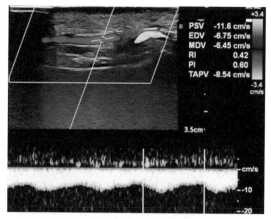

图 61-4 头静脉频谱多普勒超声图像

头静脉内可探及低阻动脉样血流频谱,最大速度为 11.6cm/s。

病例 62

【病史】男,68 岁。因冠心病行桡动脉穿刺造影检查,自述术后穿刺点局部略肿胀、疼痛,桡动脉无搏动。

【实验室检查】无。

【超声表现】见图 62-1。

【其他影像学检查】无。

【超声诊断】桡动脉内血栓形成,次全闭塞。

【超声诊断依据】桡动脉内充填低回声,仅见点线状血流通过,结合无脉的体征,符合次全闭塞的超声表现。

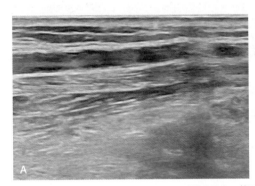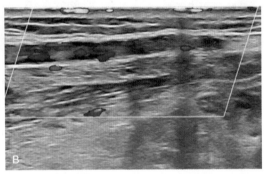

图 62-1　桡动脉下段超声图像

A. 灰阶超声示桡动脉下段管腔内可见不均匀低回声充填;B. 彩色多普勒超声示桡动脉下段管腔内仅见少量断续条状血流信号。

病例 63

【病史】女,57 岁。因冠心病行桡动脉穿刺造影检查,自觉术后穿刺点局部略肿胀。

【实验室检查】无。

【超声表现】见图 63-1。

【其他影像学检查】无。

【超声诊断】桡动脉局限性内膜撕脱。

【超声诊断依据】桡动脉管腔内可见撕脱样内膜回声,撕脱处管径局限性增宽。撕脱内膜致使动脉管腔狭窄,狭窄处呈高速五彩镶嵌血流,流速增快。

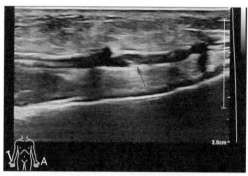

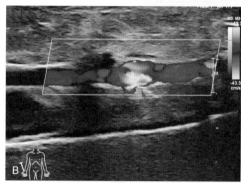
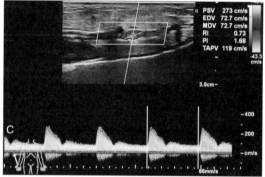

图 63-1　桡动脉穿刺术后桡动脉局限性内膜撕裂灰阶、彩色、频谱多普勒超声图像

A. 灰阶超声纵切面示桡动脉下段管腔可见长约 0.3cm 的游离强回声内膜片,致局部管腔狭窄(箭头所示);
B. 桡动脉彩色多普勒超声示内膜撕脱处管腔内局部五彩镶嵌的血流信号,管腔局限性增宽(箭头所示);
C. 内膜撕脱处可探及高速血流频谱,PSV 为 273cm/s。

病例 64

【病史】男,60 岁。因冠心病行右桡动脉穿刺造影检查,术后穿刺点局部肿胀、疼痛。

【实验室检查】无。

【超声表现】见图 64-1。

【其他影像学检查】无。

【超声诊断】右桡动脉假性动脉瘤。

【超声诊断依据】受累动脉旁可见圆形或椭圆形无回声结构,边界尚清,若伴有血栓形成表现为瘤内等回声或低回声,常位于假性动脉瘤囊腔的边缘处。彩色多普勒超声示瘤体内红蓝相间的涡流,破口处呈双期双向血流频谱。超声检查时应注意是否有动静脉间交通,如动静脉瘘(AVF)形成。

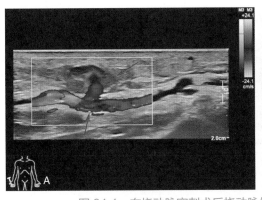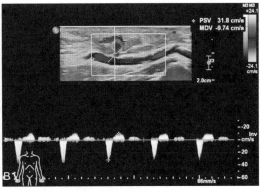

图 64-1　右桡动脉穿刺术后桡动脉假性动脉瘤彩色、频谱多普勒超声图像

A. 彩色多普勒超声示右桡动脉旁瘤样混合回声,可见少量彩色血流自桡动脉前壁破口进入瘤体无回声内部,瘤体内另可见实性低回声(箭头所示);B. 频谱多普勒超声示右桡动脉前壁破口可探及双期双向血流频谱,正向 PSV 为 31.8cm/s,反向 PSV 为 9.74cm/s。

病例 65

【病史】女,67 岁。因冠心病行桡动脉穿刺造影检查,术后穿刺点局部略肿胀。

【实验室检查】无。

【超声表现】见图 65-1、图 65-2。

【其他影像学检查】无。

【超声诊断】桡动脉局限夹层。

【超声诊断依据】动脉夹层病变部分内径多增宽,管腔内可见撕脱内膜片,随血流摆动,将动脉分为真腔和假腔。真腔血流与正常动脉基本一致;假腔血液流速慢,可见云雾影,部分伴有附壁血栓形成。彩色多普勒超声示真腔和假腔内均有血流信号,真腔血流色彩明亮,血流频谱与正常血管基本相同;假腔色彩暗淡,多呈低速高阻紊乱血流。

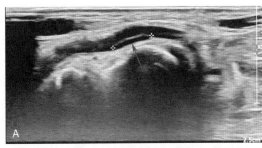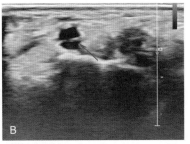

图 65-1　桡动脉局限性夹层灰阶超声图像

灰阶超声纵切面(A)及横切面(B)示桡动脉管腔内膜片样强回声,将管腔分为双腔结构。

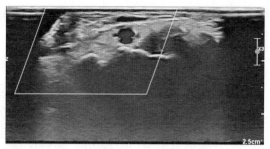
图 65-2　桡动脉局限性夹层彩色多普勒超声图像
横切面示桡动脉管腔内双腔血流。

病例 66

【病史】女,68 岁。左头静脉 - 桡动脉造瘘术后 3 个月。

【实验室检查】肌酐 612μmol/L。

【超声表现】见图 66-1。

【其他影像学检查】无。

【超声诊断】左头静脉与桡动脉端侧吻合术后,吻合口血流通畅,瘘口远端桡动脉超声所见,考虑窃血形成。

【超声诊断依据】动静脉内瘘是血管外科常规手术之一,主要用于血液透析治疗,前臂腕部桡动脉 - 头静脉内瘘最常用。此病例显示头静脉与桡动脉端侧吻合,吻合口血流通畅,头静脉频谱动脉化改变。动静脉瘘(AVF)必须有足够的动脉流入才能成熟和发挥功能。测量瘘管直径和检测狭窄的初步评估采用灰阶超声。利用彩色超声和频谱多普勒超声纵切面,将吻合口处的 PSV 与吻合口近心端 2cm 动脉处的 PSV 进行比较,PSV 比值(瘘口吻合处 / 动脉近心端 2cm)大于 3∶1 代表直径减少大于 50% 的狭窄。评估距离 AVF 吻合口远端动脉血流的方向,可以确定流向手部的血流是反向的还是双向的。远端动脉窃血在 AVF 中很常见,但通常无症状。

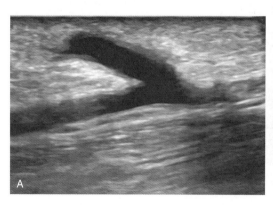

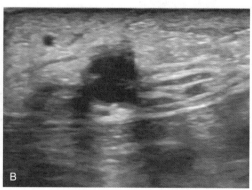

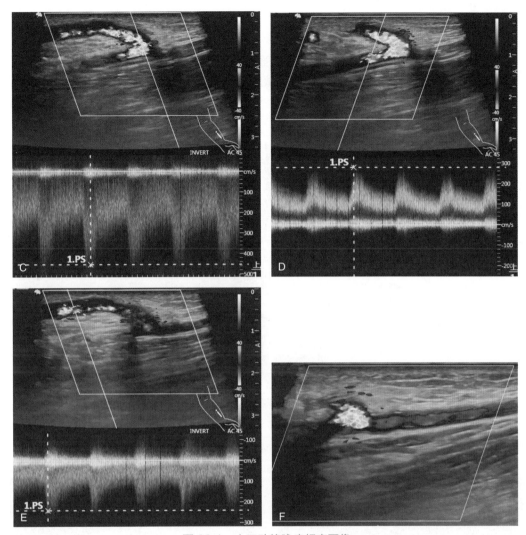

图 66-1　人工动静脉瘘超声图像

A. 灰阶超声纵切面示头静脉与桡动脉端侧吻合;B. 头静脉与桡动脉吻合口处灰阶超声横切面;C. 头静脉与桡动脉吻合口处频谱多普勒超声图像;D. 桡动脉近心端频谱多普勒超声示低阻动脉血流信号;E. 头静脉近心端频谱多普勒超声示动脉样频谱形态;F. 桡动脉远心端彩色多普勒超声示血流方向逆转,提示窃血形成。

病例 67

【病史】男,68 岁。因左上肢无脉,颈部超声检查提示左锁骨下动脉中段闭塞,闭塞长度约 6cm,左椎动脉完全性逆流。行左锁骨下动脉支架植入术未成功,遂行左颈总动脉 - 左腋动脉人工血管转流术(图 67-1)。

【实验室检查】无。

【超声表现】见图 67-2、图 67-3。

【其他影像学检查】无。

【超声诊断】左颈总动脉 - 左腋动脉人工血管转流术后，人工血管及双侧吻合口通畅。

【超声诊断依据】左颈总动脉与左腋动脉间可见人工血管，管腔内血流通畅，双侧吻合口未见明显狭窄。

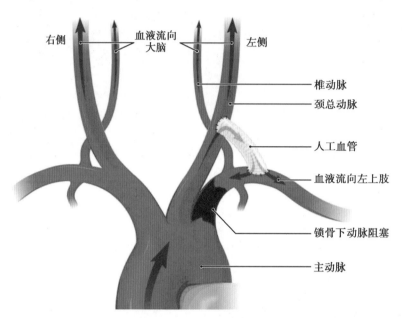

图 67-1　颈总动脉 - 腋动脉人工血管转流术示意图

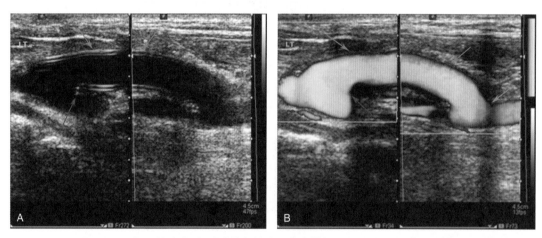

图 67-2　左颈总动脉、左腋动脉与转流人工血管及双侧吻合口灰阶超声图像

灰阶（A）和能量多普勒（B）超声示左颈总动脉、腋动脉与双侧吻合口及转流人工血管内彩色血流充盈好，未见充盈缺损（蓝色箭头所示为转流人工血管与左腋动脉吻合口；绿色箭头所示为转流人工血管；红色箭头所示为转流人工血管与左颈总动脉吻合口）。

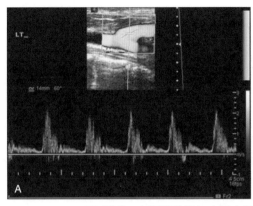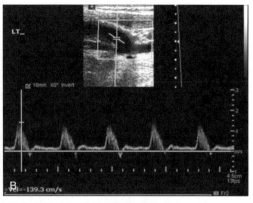

图 67-3　左颈总动脉与人工血管转流吻合口处频谱多普勒超声图像

左颈总动脉与人工血管吻合口处流速略增快(A),转流人工血管与右腋动脉吻合口处流速无明显减低(B)。

病例 68

【病史】女,75 岁。发现左上肢无脉,头晕半年余。超声检查左锁骨下动脉起始段完全性闭塞伴左椎动脉完全性逆流,行左颈总动脉 - 腋动脉人工血管转流术。

【实验室检查】无。

【超声表现】见图 68-1。

【其他影像学检查】无。

【超声诊断】左颈总动脉 - 腋动脉人工血管转流术后,人工血管内血栓形成,闭塞。

【超声诊断依据】左腋动脉与左颈总动脉间探及人造血管管腔,其内可见低回声充填。彩色多普勒超声未见血流信号通过。

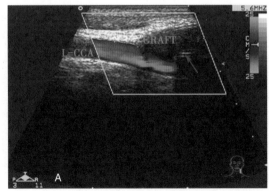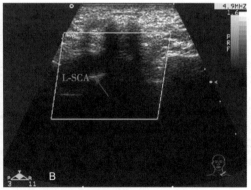

L-CCA. 左颈总动脉;GRAFT. 人工血管;L-SCA. 左腋动脉。

图 68-1　左颈总动脉 - 腋动脉人工血管转流术后完全性闭塞,彩色及能量多普勒超声图像

A. 左颈总动脉与转流人工血管吻合处彩色多普勒超声示左颈总动脉吻合口以远转流人工血管内未见彩色血流充盈(箭头所示);B. 左腋动脉与转流人工血管吻合处能量多普勒超声示左腋动脉吻合口以远转流人工血管内未见彩色血流充盈(箭头所示)。

病例 69

【病史】男,70 岁。慢性肾脏病终末期,右颈内静脉置管状态。

【实验室检查】无。

【超声表现】见图 69-1、图 69-2。

【其他影像学检查】无。

【超声诊断】右颈内静脉置管后血栓形成。

【超声诊断依据】经外周中心静脉导管(PICC)置入后,右颈内静脉内实性低回声形成,无血流信号。对于导管相关的静脉血栓检查,超声是首选的检查方法。

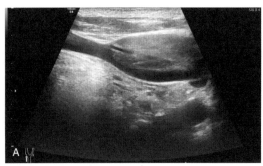 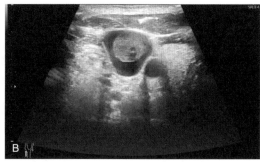

图 69-1　右颈内静脉灰阶超声图像

右颈内静脉灰阶超声纵切面(A)及横切面(B)示右颈内静脉内见导管回声,导管周围可见低回声结构,最大长径约 3.3cm,最大横切面大小约 1.4cm×1.1cm。

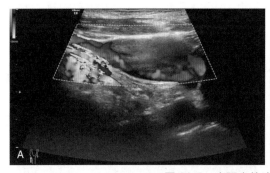 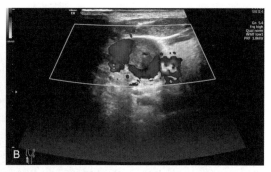

图 69-2　右颈内静脉彩色多普勒超声图像

右颈内静脉彩色多普勒超声纵切面(A)及横切面(B)示右颈内静脉管腔内血流充盈缺损,导管周围低回声内部未见血流信号。

病例 70

【病史】男，63岁。高血压、高血脂、高血糖10余年。近来感觉行走后左下肢不适。

【实验室检查】无。

【超声表现】见图70-1~图70-3。

【其他影像学检查】无。

【超声诊断】左股浅动脉中段重度狭窄。

【超声诊断依据】左股浅动脉可见混合回声斑块，斑块处血流充盈缺损、变细，呈五彩镶嵌血流信号。左股浅动脉狭窄处频谱多普勒呈单相波形，收缩期峰值流速明显增快，PSV为362.9cm/s。狭窄后动脉（腘动脉）收缩期峰值流速较对侧腘动脉减慢，呈单相血流频谱。狭窄远端动脉（胫后动脉）收缩期峰值流速减慢，呈单相低钝血流频谱。

【临床意义】彩色多普勒血流成像检查动脉时，应随时调节血流速度标尺，以正常动脉彩色血流成像刚好无混叠时的最小血流速度标尺为宜。当出现动脉狭窄时，血流速度增快，彩色血流成像出现"混叠"，这是动脉狭窄的典型特征。脉冲多普勒频谱主要用于评估动脉狭窄程度，要准确评估动脉狭窄程度，必须准确测量动脉狭窄处及其近心端动脉PSV（确保多普勒校正角度≤60°，校正角度时以血流方向为参照，与血流束"中心亮带"平行，而不是与血管壁平行，获取最高血流速度测值）。

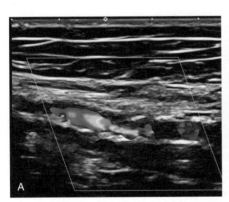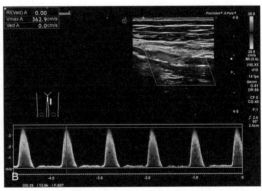

图70-1　左股浅动脉超声图像

A. 左股浅动脉中段彩色多普勒超声示血流信号变窄，狭窄处呈五彩镶嵌花色血流信号；B. 频谱多普勒超声示狭窄处收缩期峰值流速增高，PSV为362.9cm/s。

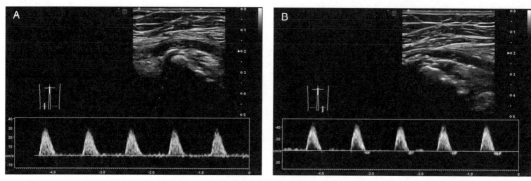

图 70-2 双侧腘动脉频谱多普勒超声图像
A. 左腘动脉血流频谱呈单相;B. 右腘动脉血流频谱呈三相。

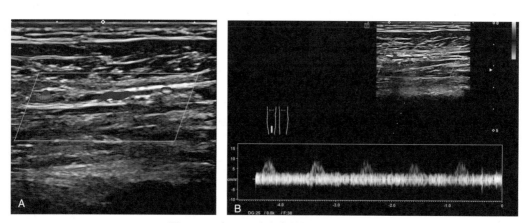

图 70-3 左胫后动脉多普勒超声图像
A. 彩色多普勒示血流信号变窄;B. 频谱多普勒示血流频谱呈单相,流速减低。

病例 71

【病史】男,36 岁。有吸烟史 15 余年,无高血脂、高血压、糖尿病病史。因近半年来左足怕冷、发凉就诊。查体发现左足背动脉搏动减弱。

【实验室检查】无。

【超声表现】下肢动脉超声检查显示左股动脉、左腘动脉、胫后动脉未见明显异常,左胫前动脉及左足背动脉前、后壁内中膜增厚,见图 71-1。

【其他影像学检查】无。

【超声诊断】脉管炎早期动脉改变。

【超声诊断依据】脉管炎早期多表现为胫后动脉、足背动脉搏动减弱甚至消失,内膜增厚、管径变窄,但尚未闭塞。彩色多普勒表现为血流束变细,流速减低。频谱形态异常,反向波逐渐消失,由三相波型变为连续波型。

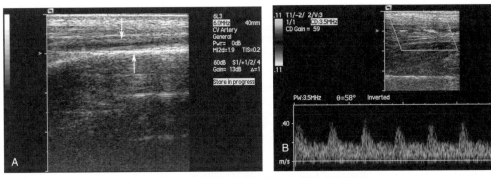

图 71-1　下肢动脉灰阶、彩色多普勒超声图像

A. 灰阶超声示左胫前动脉前、后壁内中膜增厚(箭头所示);B. 频谱多普勒超声示左胫前动脉管腔内
彩色血流充盈缺损、变细,动脉流速减低,频谱形态异常,表现为反向波消失、舒张期血流增加。

病例 72

【病史】男,68 岁。有吸烟史 20 余年,有高血脂、高血压、糖尿病病史多年,右下肢间歇
性跛行半年余。近 1 个月症状加重。下肢动脉超声检查提示右股浅动脉长段弥漫性狭窄,
最窄处直径狭窄率约 80%,行股动脉支架植入术。

【实验室检查】无。

【超声表现】见图 72-1。

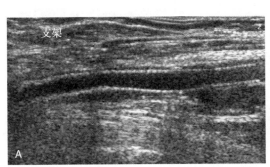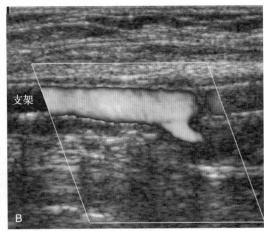

图 72-1　股动脉支架超声纵切面图像

A. 灰阶超声示股动脉支架基本完整附壁,支架前、后壁内膜无增厚;B. 能量多普勒超声示股动脉支架内血
流充盈好,未见充盈缺损。

【其他影像学检查】无。

【超声诊断】股动脉支架植入术后,支架通畅。

【超声诊断依据】股动脉内可见网状支架回声,支架贴壁良好,内部未见内膜增生,CDFI 示血流充盈良好。

病例73

【病史】女,68 岁。右腿走路后疼痛 3 年余。

【实验室检查】D- 二聚体升高(6.71mg/L),纤维蛋白原降解产物升高(28.28μg/ml)。

【超声表现】见图 73-1。

【其他影像学检查】无。

【超声诊断】右股浅动脉闭塞:血栓形成。

【超声诊断依据】右股浅动脉内充满较均质的中等回声,彩色多普勒超声显示无血流信号,为老年女性,实验室检查显示 D- 二聚体升高。

【临床意义】动脉闭塞指动脉管腔的完全阻塞。动脉闭塞可分急性动脉闭塞和慢性动脉闭塞。急性动脉闭塞常见于急性动脉栓塞、动脉粥样硬化斑块破裂继发急性血栓形成、血管外伤及急性动脉夹层等。慢性动脉闭塞广义上是指病程超过 1 个月的动脉闭塞。狭义的动脉闭塞是指慢性动脉闭塞,临床习惯称之为动脉闭塞。慢性动脉闭塞最常见的原因是动脉粥样硬化斑块继发血栓形成、血栓纤维化,血管炎也是重要原因之一。闭塞病变的动脉常存在粥样硬化斑块或血管炎病变特征,动脉管腔变细,其内有等回声或低回声物充填。需结合超声图像、病史等综合判断。

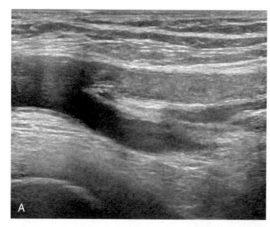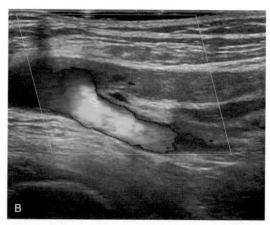

图 73-1　右股浅动脉超声图像

A. 灰阶超声示右股浅动脉管腔内充满中等稍低回声;B. 彩色多普勒超声示右股浅动脉内未探及血流信号。

病例 74

【病史】男,70 岁。因冠心病行左股动脉穿刺冠状动脉造影检查。

【实验室检查】无。

【超声表现】见图 74-1。

【其他影像学检查】无。

【超声诊断】穿刺术后左股动脉局限内膜损伤。

【超声诊断依据】穿刺损伤致使局部内膜撕脱,内膜呈条索状强回声漂浮在血管腔内,中膜和外膜光滑平整,连续性好。彩色多普勒超声显示在撕脱内膜间的血流灌注。

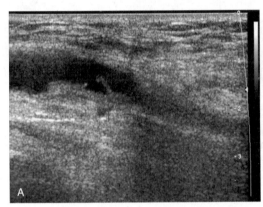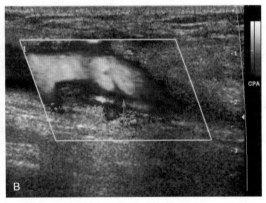

图 74-1　股动脉穿刺术后股动脉局限内膜损伤灰阶、能量多普勒超声图像

A. 灰阶超声示股动脉后壁可见"八"字形条索状强回声,上述强回声未见明显摆动(箭头所示);B. 能量多普勒超声示股动脉后壁"八"字形条索状强回声内可见血流充盈(箭头所示)。

病例 75

【病史】男,69 岁。行股动脉穿刺介入治疗,术后右腹股沟区可闻及血管杂音。

【实验室检查】无。

【超声表现】见图 75-1。

【其他影像学检查】无。

【超声诊断】右股总动脉假性动脉瘤。

【超声诊断依据】右股总动脉旁可探及形态不规则的无回声通过瘘口与股总动脉

相通,瘘口内可见双期双向高速血流,结合股动脉穿刺病史,可诊断为股动脉假性动脉瘤。

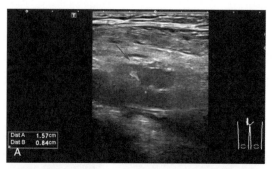

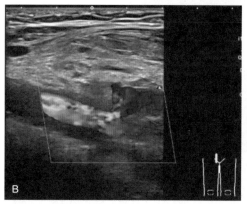 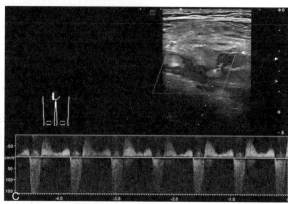

图 75-1　右股总动脉超声图像

A. 灰阶超声示右股总动脉浅侧不规则无回声(箭头所示);B. 彩色多普勒超声示血流自右股总动脉前壁破口进入股总动脉浅侧不规则无回声内部(箭头所示);C. 频谱多普勒超声示右股总动脉前壁破口处可探及双期双向血流频谱,正向 PSV 为 160cm/s,反向 PSV 为 90cm/s。

病例 76

【病史】男,69 岁。因冠心病经股动脉穿刺进行冠状动脉支架植入治疗,术后腹股沟区可闻及杂音。

【实验室检查】无。

【超声表现】见图 76-1、图 76-2。

【其他影像学检查】无。

【超声诊断】股浅动脉假性动脉瘤、股浅动脉 - 股浅静脉动静脉瘘(AVF)形成。

【超声诊断依据】股浅动脉旁可见瘤样回声伴瘘口形成,瘘口处可见花彩样血流信号,

符合假性动脉瘤表现；股浅动脉与股浅静脉间异常交通，可见花彩样血流信号通过，符合
AVF 表现。

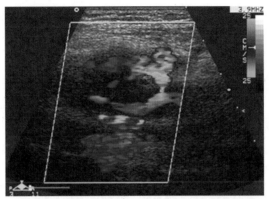

图 76-1　股浅动脉与假性动脉瘤彩色多普勒超声图像
股浅动脉旁可见瘤样结构，可见花彩样血流信号通过瘘口流入瘤体。

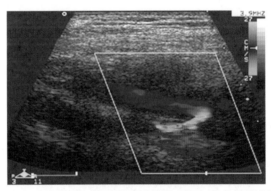

图 76-2　股浅动脉与股浅静脉动静脉瘘彩色多普勒超声图像
股浅动脉与股浅静脉间可见异常交通，内可见花彩样血流信号。

病例 77

【病史】女，69 岁。因冠心病经股动脉穿刺进行冠状动脉支架植入治疗，术后腹股沟区
可闻及杂音。

【实验室检查】无。

【超声表现】见图 77-1。

【其他影像学检查】无。

【超声诊断】股总动脉上段假性动脉瘤。

【超声诊断依据】股总动脉旁可见瘤样回声伴瘘口形成,瘘口处可见花彩样血流信号,符合假性动脉瘤表现。

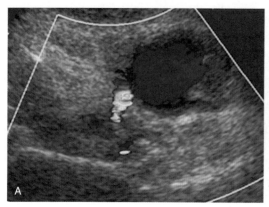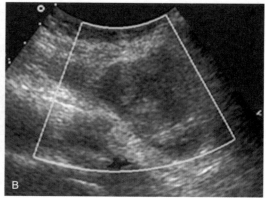

图 77-1　股总动脉假性动脉瘤及再次加压后超声图像

A. 股总动脉假性动脉瘤彩色多普勒超声示彩色血流自股总动脉上段管腔内进入股总动脉旁混合回声区的
无回声内部;B. 再次加压后复查,股总动脉旁不均质低回声内部未见彩色血流信号出现。

病例 78

【病史】男,70 岁。因肾动脉狭窄经股动脉穿刺行肾动脉支架植入治疗,术后腹股沟区皮肤呈紫红色,肿胀明显并可闻及杂音。股动脉超声检查提示股总动脉上段医源性假性动脉瘤,反复局部加压治疗无效。行超声引导下凝血酶封闭治疗,注射凝血酶后股总动脉假性动脉瘤完全性血栓形成。

【实验室检查】无。

【超声表现】见图 78-1、图 78-2。

【其他影像学检查】无。

【超声诊断】股总动脉上段医源性假性动脉瘤,注射凝血酶后动脉瘤内血栓填塞。

【超声诊断依据】凝血酶治疗前股总动脉前方软组织层混合回声与股总动脉之间见往返血流信号,超声造影显示造影剂充填;凝血酶治疗后股总动脉前方软组织层内混合回声与股总动脉之间血流信号消失,超声造影未见造影剂充填。

【临床意义】假性动脉瘤的治疗方式通常有超声引导下直接加压,凝血酶注射及介入治疗。直接加压法最为简便,临床应用最广,为首选治疗方式,其成功率在 75% 左右,但存在约 6% 的复发率;凝血酶栓塞法成功率通常在 90% 以上,且一次不成功还可二次栓塞。对于有活动性出血,神经压迫及局部感染者,则适合采用介入手术的方式治疗。凝血酶栓塞法的主要并发症是凝血酶渗漏造成动脉远端的栓塞,故栓塞术后监测下游动脉通畅情况十分重要。

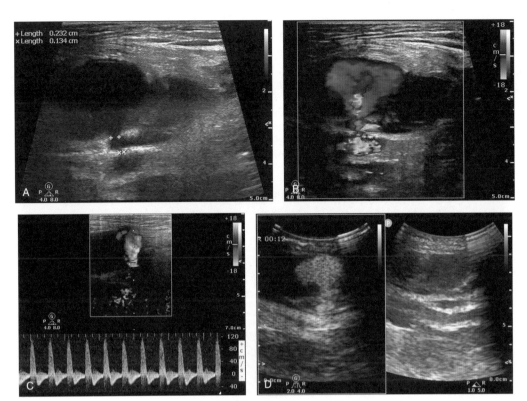

图 78-1　股总动脉假性动脉瘤凝血酶治疗前超声图像

A. 治疗前灰阶超声示股总动脉前方软组织层内混合回声区,中央可见无回声区;B. 彩色多普勒超声示彩色
血流自股总动脉上段管腔进入股总动脉前方无混合回声区,呈往返血流信号;C. 频谱多普勒超声示往返动
脉血流频谱;D. 超声造影示造影剂自股总动脉上段管腔向股总动脉前方无回声区充填。

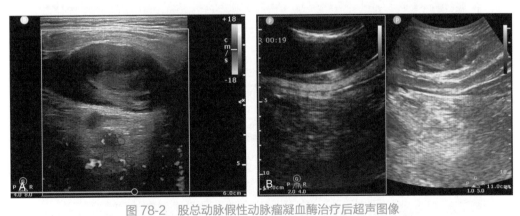

图 78-2　股总动脉假性动脉瘤凝血酶治疗后超声图像

A. 治疗后彩色多普勒超声示股总动脉前方软组织层内混合回声与股总动脉之间未见血流信号;B. 超声造
影未见自股总动脉上段管腔至股总动脉前方混合回声区的造影剂充填。

病例 79

【病史】女,42岁。发热2周入院。颈动脉超声可见颈总动脉内膜弥漫性增厚,诊断为大动脉炎活动期。入院后诉左大腿隐痛。

【实验室检查】红细胞沉降率(ESR):50mm/h,C反应蛋白(CRP):34.9mg/L。

【超声表现】见图79-1。

【其他影像学检查】无。

【超声诊断】左股总动脉局限性内膜撕裂。

【超声诊断依据】左股总动脉管腔内内膜样回声,将管腔分为双腔结构,双腔内可见血流充盈。

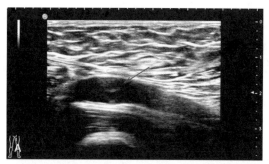

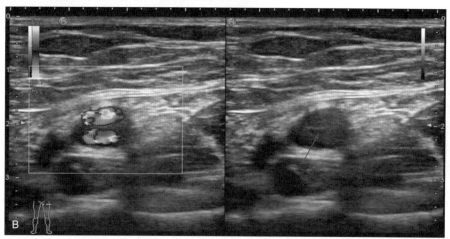

图 79-1　左股总动脉内膜局限撕裂灰阶、彩色多普勒超声图像

A.灰阶超声纵切面示左股总动脉前壁可见游离动脉内膜片回声,在管腔内无明显摆动(箭头所示);B.灰阶及彩色多普勒超声横切面示左股总动脉管腔内游离内膜片,并将左股总动脉管腔分成双腔(箭头所示),双腔内均可见彩色血流充盈。

病例 80

【病史】男,74 岁。吸烟 50 余年,发现高血压、糖尿病、高血脂 10 余年,未进行系统治疗。半年前出现左下肢间歇性跛行,仍未治疗。1 天前因突发左下肢疼痛、左足皮肤发花就诊。急诊手术行左股总动脉-左股浅动脉人工血管转流术(图 80-1)。

【实验室检查】无。

【超声表现】见图 80-2。

【其他影像学检查】无。

【超声诊断】左股总动脉-股浅动脉人工血管转流术后,人工血管及双侧吻合口通畅,双侧吻合口未见明显狭窄。

【超声诊断依据】人工血管转流术后管腔内透声好,血流通畅,吻合口处流速正常。管腔未见明显狭窄、闭塞或局部血管扩张等征象。

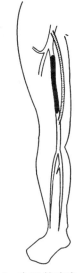

图 80-1 左股总动脉-股浅动脉转流术示意图

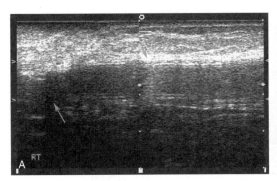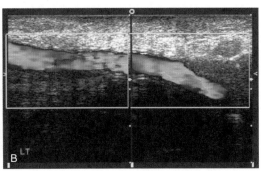

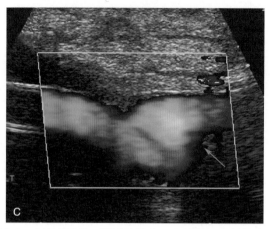

图 80-2　左股总动脉 - 股浅动脉人工血管转流术后超声图像

A. 左股总动脉 - 股浅动脉与人工血管吻合口及转流人工血管灰阶超声示左侧股总动脉与人工血管吻合口及转流人工血管未见明显狭窄(蓝色箭头所示为转流人工血管与左侧股总动脉吻合口;绿色箭头所示为转流人工血管;红色箭头所示为左侧股总动脉);B. 彩色多普勒超声示转流人工血管内彩色血流充盈好,未见充盈缺损(红色箭头所示为转流人工血管);C. 能量多普勒超声示左股浅动脉与人工血管吻合口及转流人工血管内彩色血流充盈好,未见充盈缺损(蓝色箭头所示为左股浅动脉;红色箭头所示为转流人工血管与左股浅动脉吻合口)。

病例 81

【病史】男,65 岁。2 年前发现左股浅动脉弥漫性狭窄,最窄处直径狭窄率约 75%;1 年前出现左下肢疼痛、左足发凉,超声检查发现左股浅动脉弥漫性狭窄,最窄处直径狭窄率约 90%,左股深动脉起始段重度狭窄,直径狭窄率 70%,后行左股动脉 - 腘动脉人工血管转流术(图 81-1)。术后 1 年前来复查。

【实验室检查】无。

【超声表现】见图 81-2~ 图 81-4。

【其他影像学检查】无。

【超声诊断】左股动脉 - 腘动脉人工血管转流术后,转流人工血管新生内膜增厚,双侧吻合口未见明显狭窄。

【超声诊断依据】左股动脉 - 腘动脉人工血管转流术后,转流人工血管后壁可见低回声增厚的新生内膜,彩色血流充盈缺损;人工血管两侧吻合口处透声好,血流充盈良好。

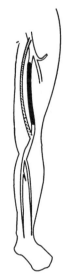

图 81-1　股动脉 - 腘动脉
人工血管转流术示意图

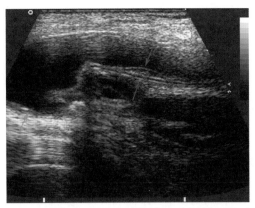

图 81-2　近股总动脉吻合口的转流人工血管灰阶超声图像

蓝色箭头所示为股总动脉；绿色箭头所示为转流人工血管，红色箭头所示
为近股总动脉吻合口的转流人工血管后壁增厚的新生内膜。

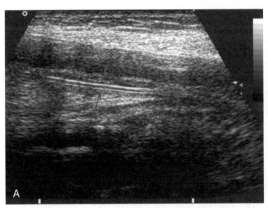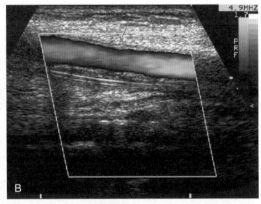

图 81-3　转流人工血管灰阶及能量多普勒超声图像

灰阶（A）、能量多普勒（B）超声示转流人工血管内可见彩色血流充盈缺损（绿色箭头所示为转流人工血管；
红色箭头所示为转流人工血管后壁增厚的新生内膜）。

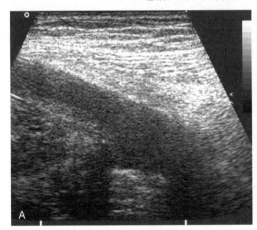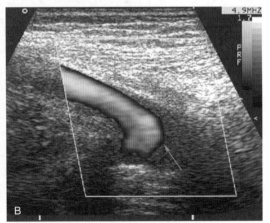

图 81-4　左股动脉 - 腘动脉人工血管转流术后灰阶、能量多普勒超声图像

腘动脉、腘动脉与转流人工血管吻合口及人工血管灰阶（A）、能量多普勒（B）超声示转流人工血管内可见彩
色血流充盈缺损（蓝色箭头所示为腘动脉；绿色箭头所示为转流人工血管；红色箭头所示为转流人工血管
后壁增厚的新生内膜）。

病例 82

【病史】男,74 岁。半年前发现左股浅动脉、左腘动脉多发强回声、低回声斑块致使管腔弥漫性狭窄,直径狭窄率约 75%,因心功能不全,采取保守治疗。2 天前因突发左下肢发凉、疼痛,左足皮肤发花就诊。超声检查提示左股浅动脉、左腘动脉完全性阻塞,结合既往病史考虑左股浅动脉、左腘动脉重度狭窄继发血栓形成,为保全左下肢,行自体大隐静脉原位转流术(左股浅动脉 - 左大隐静脉 - 左胫后动脉)。

【实验室检查】无。

【超声表现】见图 82-1、图 82-2。

【其他影像学检查】无。

【超声诊断】左股浅动脉 - 左大隐静脉 - 左胫后动脉转流术后,转流血管(左大隐静脉)通畅,双侧吻合口通畅。

【超声诊断依据】大隐静脉管腔透声好,血流通畅。管腔未见明显狭窄、闭塞或局部血管扩张等征象。

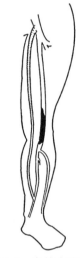

图 82-1 自体大隐静脉原位转流术示意图

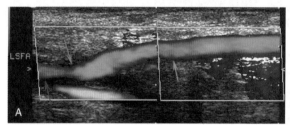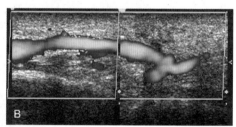

图 82-2 自体大隐静脉原位转流术后超声图像

A. 能量多普勒超声示左股浅动脉、左大隐静脉与左股浅动脉吻合口及左大隐静脉内彩色血流充盈好,未见充盈缺损(蓝色箭头所示为左大隐静脉;绿色箭头所示为左大隐静脉与左股浅动脉吻合口;红色箭头所示为左股浅动脉);B. 能量多普勒超声示左大隐静脉、左大隐静脉与左胫后动脉吻合口及左胫后动脉内彩色血流充盈好,未见充盈缺损(蓝色箭头所示为左大隐静脉;绿色箭头所示为左大隐静脉与左胫后动脉吻合口;红色箭头所示为左胫后动脉)。

病例 83

【病史】男,74 岁。半年前发现右髂总动脉、髂外动脉多发强回声、低回声斑块致右髂总动脉、髂外动脉弥漫性狭窄,以髂外动脉起始部为著,直径狭窄率约75%,因心功能不全,采取保守治疗。2 天前因突发右下肢发凉、疼痛,右足皮肤发花就诊。超声检查提示右髂总动脉、髂外动脉多发强回声斑块,右髂总动脉、髂外动脉中上段完全性阻塞,结合既往病史考虑右髂总动脉、髂外动脉重度狭窄继发血栓形成,行右腋动脉 - 股总动脉人工血管转流术(图 83-1)。

【实验室检查】无。

【超声表现】见图 83-2。

【其他影像学检查】无。

【超声诊断】右腋动脉 - 股总动脉人工血管转流术后,转流人工血管通畅,双侧吻合口通畅。

【超声诊断依据】人工血管转流术后,管腔内透声好,血流通畅,吻合口处流速正常。管腔未见明显狭窄、闭塞或局部血管扩张等征象。

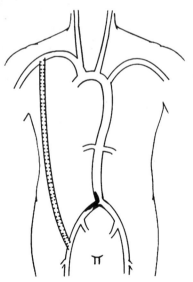

图 83-1 腋动脉 - 股总动脉人工血管转流术示意图

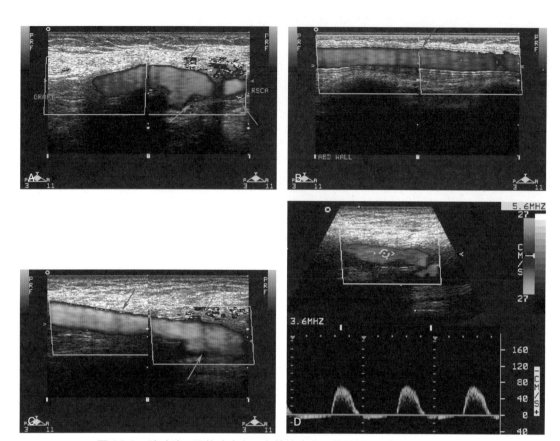

图 83-2　腋动脉 - 股总动脉人工血管转流术后能量、频谱多普勒超声图像

A. 能量多普勒超声示右锁骨下动脉与人工血管吻合口、右锁骨下动脉及转流人工血管内彩色血流充盈好，未见充盈缺损(蓝色箭头所示为转流人工血管与右锁骨下动脉吻合口；绿色箭头所示为右锁骨下动脉；红色箭头所示为转流人工血管)；B. 腋前线皮下转流人工血管能量多普勒超声示转流人工血管彩色血流充盈好，未见充盈缺损(红色箭头所示为位于腋前线皮下转流人工血管)；C. 能量多普勒超声示右股总动脉、右股总动脉与转流人工血管吻合口及转流人工血管内彩色血流充盈好，未见充盈缺损(蓝色箭头所示为右股总动脉；绿色箭头所示为转流人工血管与右股总动脉吻合口；红色箭头所示为转流人工血管)；D. 频谱多普勒超声示右股总动脉与转流人工血管吻合口上端的转流人工血管内彩色血流充盈好，未见充盈缺损，PSV 为 76cm/s。

病例 84

【病史】男,72 岁。右下肢股动脉支架植入术后,自行停抗凝药 1 个月,自觉右下肢疼痛。

【实验室检查】未见明显异常。

【超声表现】见图 84-1、图 84-2。

【其他影像学检查】无。

【超声诊断】右股浅动脉支架植入术后闭塞。

【超声诊断依据】灰阶超声检查示右股浅动脉内可见支架回声,支架内充满低回声,彩色多普勒超声未探及血流信号。

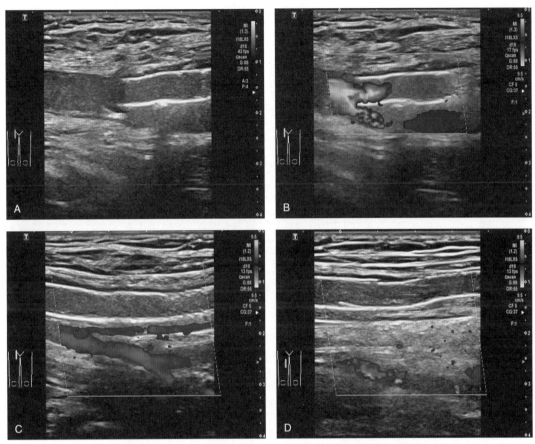

图 84-1　右股浅动脉支架处灰阶及彩色多普勒超声图像

右股浅动脉支架近心端灰阶超声(A)示支架内呈低回声,彩色多普勒超声(B)仅于支架近心端探及血流信号;右股浅动脉支架的中部(C)及远心端(D)彩色多普勒超声均未见血流信号。

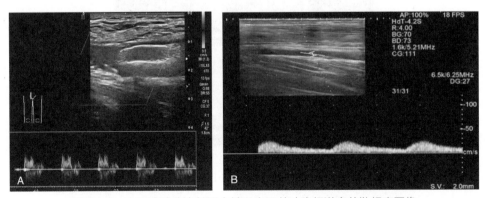

图 84-2　右股浅动脉支架近心端及右胫前动脉频谱多普勒超声图像

右股浅动脉支架近心端频谱多普勒超声(A)示高阻动脉血流信号;
右胫前动脉频谱多普勒超声(B)示低阻单相血流信号。

病例 85

【病史】女,65 岁。主因"反应迟钝,计算力减低,定向力减退,主动性较差 1 小时"就诊。入院 1 周后,发现左下肢肿胀。

【实验室检查】D- 二聚体 1 800μg/L。

【超声表现】见图 85-1、图 85-2。

【其他影像学检查】无。

【超声诊断】左股总静脉、大隐静脉起始段、股浅静脉、腘静脉、胫后静脉内血栓形成。

【超声诊断依据】D- 二聚体明显升高,下肢静脉超声检查提示左股总静脉、大隐静脉起始段、股深静脉、股浅静脉、腘静脉、胫后静脉内充满低回声,加压血管不闭合,静脉管腔内血流信号未探及,结合病史及 D- 二聚体结果,考虑下肢静脉多发血栓形成。

【临床意义】静脉血管多普勒表现为自发性、单向性和期相性频谱特征。静脉管壁薄,易受呼吸、压力影响而产生形态和血流动力学变化,因此,超声检查时仪器设备的恰当调节非常重要。检查时超声探头应适当悬提,避免压瘪血管;以短轴(横切面)相距约 2cm 间断适度加压,有助于快速定位并判断有无血栓形成。发现游离浮动性血栓时,不可加压;发现静脉内血流缓慢时,可加压远端肢体以增加静脉血流流速,增强血流信号显示。

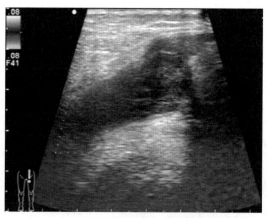

图 85-1 左股总静脉、大隐静脉起始段彩色多普勒超声图像
左股总静脉、大隐静脉起始段管腔内低回声充填,未见彩色血流充盈。

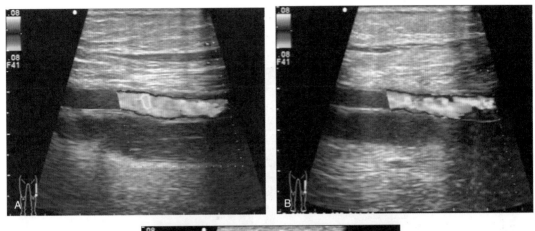

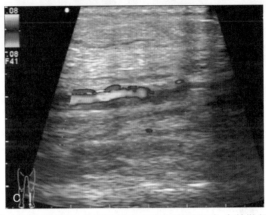

图 85-2　左股浅静脉、左腘静脉和左胫后静脉彩色多普勒超声图像

左股浅静脉（A）、左腘静脉（B）和左胫后静脉（C）管腔内低回声充填，未见彩色血流充盈。

病例 86

【病史】男,67 岁。主因"右下肢肿胀 1 周"就诊。

【实验室检查】无。

【超声表现】见图 86-1、图 86-2。

【其他影像学检查】无。

【超声诊断】右股静脉血栓形成。

【超声诊断依据】股静脉处可见实性等回声充填,探头加压静脉不能压瘪。结合右下肢肿胀病史,诊断为下肢静脉血栓形成。

【临床意义】在下肢静脉超声检查时,通常采用线阵探头静脉检查模式。但是,对于肥胖、下肢严重水肿患者,应联合凸阵探头进行检查。若灰阶超声显示仍较困难,对于深部静脉显示不清时,应采用彩色多普勒血流成像模式检查,注意调整血流速度和增益,提高低速静脉血流显像,并配合远端肢体挤压动作,准确判断静脉血流回流的通畅性。

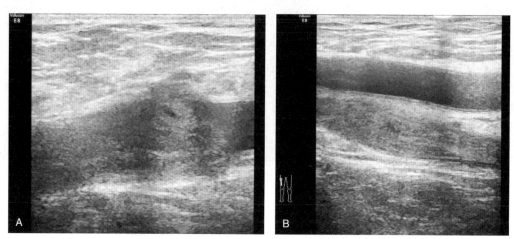

图 86-1　右股静脉灰阶超声图像

右股总静脉(A)、右股浅静脉(B)灰阶超声示静脉内充填实性等回声,探头加压管腔不能压瘪。

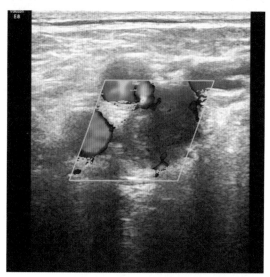

图 86-2　右股静脉彩色多普勒超声横切面图像

静脉内未见血流信号。

病例 87

【病史】男,64 岁。左股骨头骨折卧床 3 天。

【实验室检查】未见明显异常。

【超声表现】见图 87-1。

【其他影像学检查】无。

【超声诊断】右小腿肌间静脉血栓形成。

【超声诊断依据】右小腿肌间静脉内呈低回声,未见血流信号,轻压血管不压瘪,再结合卧床制动的病史作出诊断。

【临床意义】肌间静脉血栓是指小腿比目鱼肌及腓肠肌静脉丛血管内的血栓,是下肢深静脉血栓周围型的一种。肌间静脉血栓可向近端深静脉蔓延,导致近端深静脉血栓或肺栓塞等不良后果。对于长期肢体制动或临床高度怀疑下肢静脉血栓形成的患者,超声应常规检查肌间静脉,为临床预防和治疗提供帮助。另外,对于小腿肌间静脉血栓的诊断,需注意与其他引起小腿肌肉疼痛及肿胀的非血栓性疾病相鉴别,如血肿。小腿深静脉丛血栓形成时在肌间可见低回声,该低回声上、下端可见静脉管腔结构,而肌间血肿形成时虽在肌间也可见低回声,但该低回声上下端无静脉管腔与之相连。若将小腿肌间血肿误判为小腿深静脉丛血栓,行抗凝治疗后,小腿肌间血肿会加重,在临床工作中应予以警惕。

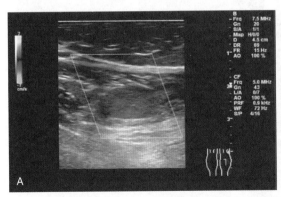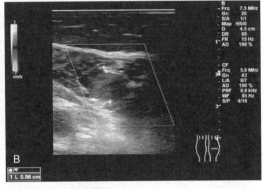

图 87-1 右小腿肌间静脉彩色多普勒超声图像

纵切面(A)及横切面(B)示右小腿肌间静脉内径增宽,管腔内可见不均质低回声,增宽的肌间静脉内未见彩色血流信号。

病例 88

【病史】男,81 岁。右小腿酸胀多年。

【实验室检查】未见明显异常。

【超声表现】见图 88-1。

【其他影像学检查】无。

【超声诊断】右大隐静脉迂曲扩张伴穿通支形成,右股隐静脉瓣功能不全。

【超声诊断依据】大隐静脉是位于下肢内侧的浅表静脉,自足部至大腿根部。大隐静脉曲张腿部表现为弯弯曲曲的、高出皮肤表面的、如同蚯蚓状的凸起,这些曲张血管在站立时更为明显,而在平躺时会消失。超声检查应包括以下几个方面:①股隐静脉瓣膜反流情况,此病例有长时间持续的反流;②大隐静脉是否血流通畅;③迂曲扩张的大隐静脉与深静脉之间的穿通支情况;④下肢深静脉主干是否通畅。

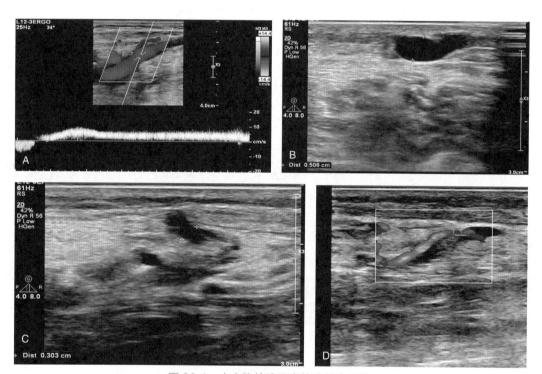

图 88-1　右大隐静脉及穿静脉超声图像

A. 右大隐静脉迂曲扩张,乏氏动作后右股隐静脉瓣可见持续性反流;B. 右大隐静脉小腿段迂曲扩张,较宽处约 0.5cm,探头加压管腔可完全闭合;C. 右小腿中段可见穿通支形成,宽约 0.3cm;D. 彩色多普勒超声示血流从大隐静脉流向胫后静脉。

下肢静脉反流超声检查的推荐体位是头高足低位,即检查床头侧高于足侧,与地面夹角约30°。条件有限的情况下可选择站立位或坐位,不推荐俯卧位评价下肢静脉反流。乏氏动作主要用于评估股隐静脉瓣、股静脉近端静脉瓣的功能。目前国内建议利用反流时间评估静脉瓣膜是否存在功能不全。推荐标准如下:正常静脉内无反流或反流时间<0.5秒;静脉反流时间持续1秒以上即可诊断为静脉瓣膜功能不全。

病例 89

【病史】男,59岁。右小腿酸胀、呈蚯蚓状凸起多年。

【实验室检查】未见明显异常。

【超声表现】见图89-1~图89-3。

【其他影像学检查】无。

【超声诊断】右大隐静脉迂曲扩张伴穿通支形成,右股隐静脉瓣功能不全。

【超声诊断依据】右侧大隐静脉迂曲扩张,与深静脉之间有穿静脉(PV)形成。

【临床意义】PV指贯穿深筋膜、连接深静脉与浅静脉之间的静脉,引流浅静脉血流入深静脉。下肢PV多位于下肢内侧和外后侧,由于静脉反流可导致局部皮肤营养不良性病变、下肢静脉慢性功能不全,超声评估PV应于小腿的色素沉着处、湿疹区或迂曲扩张的浅表静脉区域仔细扫查。PV功能不全的超声诊断标准尚不统一,建议:反流时间≥0.5秒,直径≥3.5mm。另外,穿静脉易与交通静脉(连接浅静脉与浅静脉,或深静脉与深静脉之间的静脉)相混淆,检查时应注意甄别。

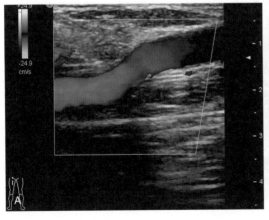
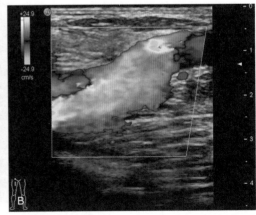

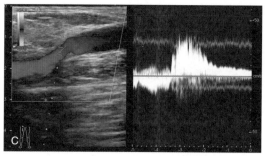

图 89-1 右股隐静脉瓣处超声图像

A. 平静呼吸状态右股隐静脉瓣处可见向心血流信号；B. 乏氏动作后右股隐静脉瓣
可见反向血流信号；C. 频谱多普勒超声示持续性反流。

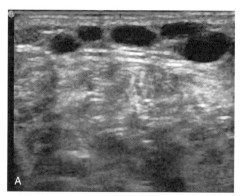
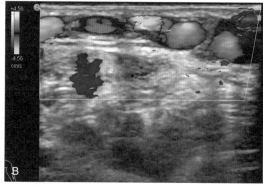

图 89-2 右大隐静脉超声图像

右大隐静脉小腿段灰阶（A）及彩色多普勒（B）超声示大隐静脉迂曲扩张，较宽处约 0.6cm，探头加压
管腔可完全闭合。

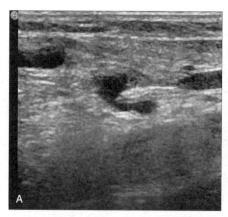
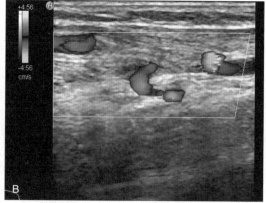

图 89-3 右穿静脉超声图像

右小腿中段穿静脉灰阶（A）及彩色多普勒（B）超声示穿静脉内径增宽，
血流从大隐静脉流向胫后静脉。

病例 90

【病史】女,11岁。右下肢静脉曲张 4 年,右下肢皮肤外观见图 90-1。

【实验室检查】无。

【超声表现】见图 90-2。

【其他影像学检查】DSA 见图 90-3。

【超声诊断】右下肢血管骨肥大综合征(Klippel-Trenaunay-Weber 综合征),浅静脉曲张伴多发粗大交通支形成,未见明确动静脉瘘(AVF)形成。

【超声诊断依据】右下肢大腿外侧皮下异常扩张浅静脉,与大隐静脉及小隐静脉间存在多条粗大交通支;右胫前动脉流速正常,血流阻力偏低,排除高流量 AVF。结合体征及 DSA 表现,可诊断为血管骨肥大综合征。1900 年 Klippel 和 Trenaunay 首先描述了以皮肤血管痣、浅静脉曲张和骨、软组织增生三联征为主要表现的一组临床病症,这组综合征分为两个类型,存在三联征而无明显 AVF,称为 Klippel-Trenaunay 综合征,存在三联征伴随明显动静脉瘘,称为 Parkes-Weber 综合征。

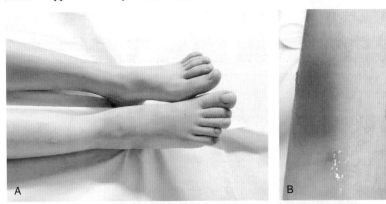

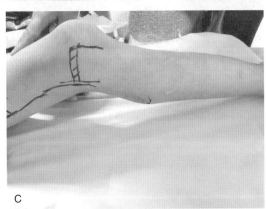

图 90-1 右下肢皮肤外观

因异常软组织增生导致右腿长度大于左腿,皮肤表面可见斑状血管痣,
下肢浅表静脉迂曲扩张(A~C)。

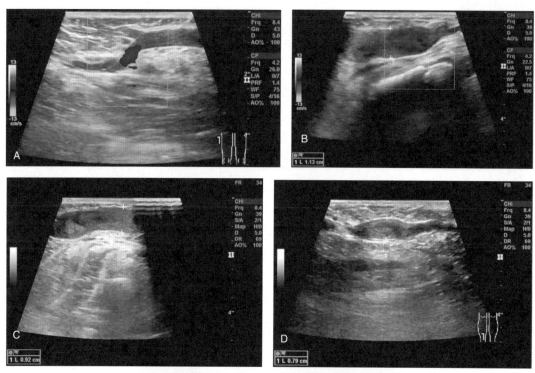

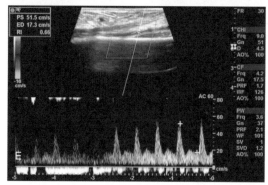

图 90-2　右下肢静脉灰阶、彩色多普勒超声图像

A. 右大腿外侧皮下可见与下肢长轴平行异常发育的浅静脉,上至髋关节外侧下方约 8cm 处并中断,下方通过数条粗大交通支与大隐静脉、小隐静脉及胫前静脉等相通;B. 右大隐静脉与异常发育静脉间粗大交通支,内可见云雾状血流信号;C. 右髌骨前方粗大交通支;D. 右胫前静脉与异常发育静脉间粗大交通支;E. 右胫前动脉频谱多普勒超声表现,流速大致正常,血流阻力偏低。

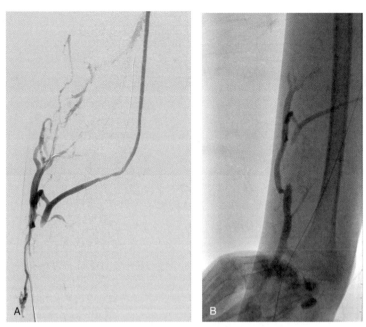

图 90-3 DSA 图像

右大腿外侧异常发育静脉分出若干条粗大交通支（A、B）。

病例 91

【病史】男,38 岁。左腹股沟区触及包块半年余,遂来院进行腹股沟区淋巴结检查。

【实验室检查】未见异常。

【超声表现】见图 91-1。

【其他影像学检查】无。

【超声诊断】左大隐静脉实性病变。

【超声诊断依据】左大隐静脉内低回声,内部探及血流信号,呈动脉频谱。

【病理诊断】粗针穿刺活检病理示黏液性基质中见增生的小血管及散在分布的梭形细胞。

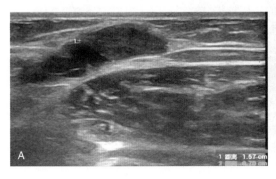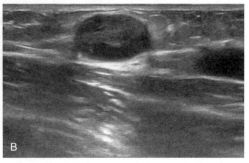

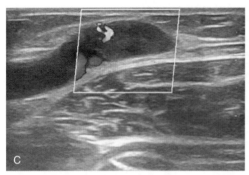
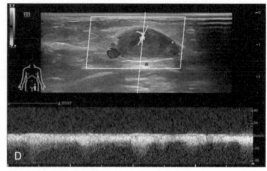

图 91-1　左大隐静脉起始部超声图像

A. 灰阶超声纵切面；B. 灰阶超声横切面；C. 彩色多普勒超声；D. 频谱多普勒超声。左大隐静脉距汇入股静脉 3.78cm 处管壁可见低回声团，大小 1.6cm×0.7cm，边界清，形态欠规则，与大隐静脉前壁关系密切，内可见条状血流信号，呈动脉频谱。

病例 92

【病史】女，73 岁。15 年前诊断为 2 型糖尿病。患者行颈椎手术，术后 10 天。

【实验室检查】糖化血红蛋白 7.2%，D- 二聚体 2.81mg/L。

【超声表现】见图 92-1。

【其他影像学检查】无。

【超声诊断】右股总静脉置管周围血栓形成。

【超声诊断依据】右股总静脉导管周围静脉管腔内低回声，探头加压不能完全闭合，CDFI 示管腔内低回声处血流充盈缺损。

【临床意义】随着静脉输液导管，如 PICC、输液港、中长导管等在临床使用的日益普遍，导管相关静脉血栓形成作为其常见并发症日益受到临床重视。当患者出现疑似深静脉血栓的症状和体征时，应安排患者行超声检查以确诊。若超声报告阴性，应请会诊或安排其他检查，明确超声未涉及部位是否存在病变。

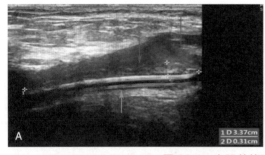
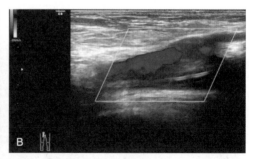

图 92-1　右股总静脉置管处超声图像

灰阶（A）、彩色多普勒（B）超声纵切面示经右股总静脉置入的导管回声（蓝色箭头所示），导管周围静脉管腔内见低回声（红色箭头所示），厚约 0.3cm，长约 3.4cm，探头加压不能完全闭合，管腔内低回声处血流充盈缺损。

病例 93

【病史】女,70岁。高血压未规律服药。腹部不适进行肝、胆、胰、脾、肾超声常规检查。

【实验室检查】未见异常。

【超声表现】见图93-1。

【其他影像学检查】无。

【超声诊断】腹主动脉瘤并附壁血栓。

【超声诊断依据】真性腹主动脉瘤诊断标准:①腹主动脉最宽处外径较相邻正常段外径增宽1.5倍以上;②最大径(外径)>3.0cm。符合以上两条标准之一的即可诊断。本病例可见腹主动脉局部明显扩张,其两端均与动脉相连,管壁结构连续性好。腹主动脉局部增宽处前后壁最大管径为4.0cm,其近心端腹主动脉前后壁外径为1.5cm,腹主动脉增宽处与近心端正常腹主动脉外径比值>1.5。瘤腔内出现低回声为血栓形成。彩色多普勒超声示局部扩张腹主动脉瘤内出现涡流,呈杂色血流信号。超声是腹主动脉瘤的重要随访手段,可以监测瘤体的变化,包括大小及附壁血栓情况等。

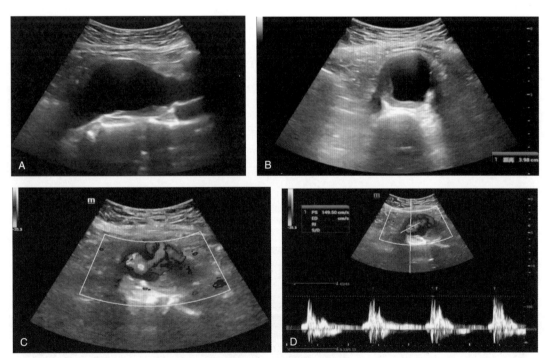

图 93-1 腹主动脉超声图像

腹主动脉灰阶超声纵切面(A)及横切面(B)示腹主动脉局部增宽,腹主动脉前后壁内径为4.0cm,内径大于邻近正常腹主动脉内径的1.5倍;彩色多普勒(C)及频谱多普勒(D)超声示腹主动脉瘤样增宽处呈涡流。

【临床意义】多数腹主动脉瘤患者无症状,常因其他临床病变检查时偶然发现。少数患者有腹部不适或腹痛。患者突然剧烈疼痛,往往提示动脉瘤破裂先兆或已经破裂。对于有症状患者,应迅速观察动脉瘤壁连续性,判断瘤体有无破裂可能。

病例 94

【病史】女,32 岁。高血压病史 4~5 年,血压逐年增高,血压 238/150mmHg,心率 90~110 次 /min,未规律口服降压药物(追问病史,5 年前曾经遭遇车祸)。6 个月前进食海鲜后出现左腹疼痛、乏力,疼痛性质为针扎样,持续时间 5~30 分钟,发作无明显规律。

【实验室检查】肌酐 199μmol/L,醛固酮(立位)>1 000pg/ml,肾素(立位)133.03pg/ml。

【超声表现】见图 94-1。

【其他影像学检查】CTA,见图 94-2。

【超声诊断】腹主动脉夹层。

【超声诊断依据】二维超声表现:动脉明显增宽,扩张的动脉腔内可见撕裂的动脉壁内膜,呈带状,将主动脉腔分为真腔和假腔。分离的内膜回声随心动周期不停摆动。多切面探查可显示真腔和假腔相交通处(即入口和再入口),此处带状回声有连续中断现象,断端呈"飘带样"运动。彩色多普勒超声表现:真腔中血流速度快,颜色明亮,而假腔中血流缓慢,颜色暗淡,两种颜色被撕裂的内膜分隔,互不相通。脉冲多普勒超声表现:真腔血流速度与正常基本相同。假腔中血流缓慢,有时记录不到血流信号。根据夹层累及的范围 Stanford 分型法将其分为 A、B 两型:凡累及升主动脉者为 A 型;其他的夹层为 B 型。

【临床意义】腹主动脉夹层多数继发于胸部主动脉,如果发现腹主动脉夹层,应向上检查胸主动脉及腹主动脉上段。由于超声检查胸主动脉受限,临床更倚重 CT 或 MRA 检查主动脉夹层。超声诊断腹主动脉夹层的特异度很高,所以应仔细全面检查,提高检出率,避免漏诊。

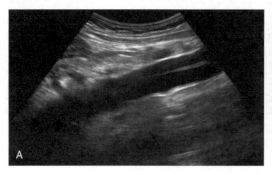 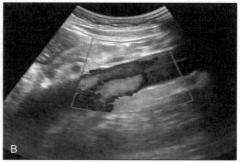

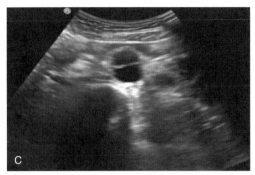

图 94-1　超声图像

A. 灰阶超声纵切面示动脉明显增宽,扩张的动脉腔内可见撕裂的动脉壁内膜,呈带状;
B. 彩色多普勒超声纵切面;C. 灰阶超声横切面。

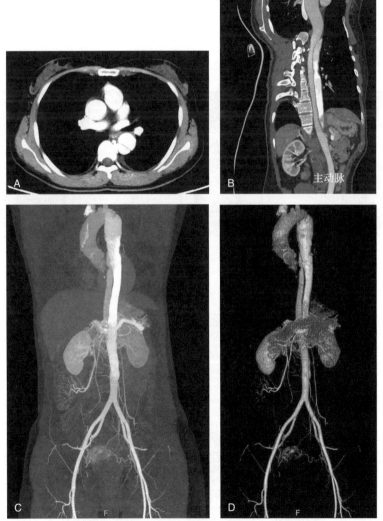

图 94-2　CTA 图像,降主动脉 - 腹主动脉全程动脉夹层,Stanford B 型

A. 主动脉 CTA 横切面;B. 主动脉 CTA 矢状面;C. 主动脉 CTA 冠状面;D.CTA 重建。

病例 95

【病史】男,43 岁。常规体检。

【实验室检查】未见异常。

【超声表现】见图 95-1。

【其他影像学检查】CT 增强图像,见图 95-2。

【超声诊断】脾动脉瘤。

【超声诊断依据】超声检查可发现典型的动脉瘤表现,在囊性的无回声区内可见血流信号,频谱多普勒超声提示为脾动脉。

【临床意义】脾动脉瘤是脾动脉扩张形成的动脉瘤,绝大多数单发,且起病隐匿,不易诊断。

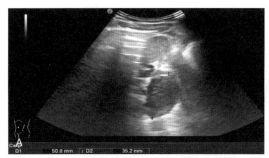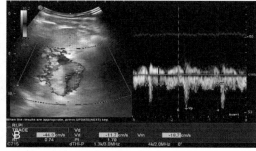

图 95-1 脾门处灰阶及多普勒超声图像

A. 脾门处灰阶超声示无回声区,大小约 5.1cm×3.5cm;B. 彩色及频谱多普勒超声示花色旋流样血流信号,并探及动脉血流频谱。

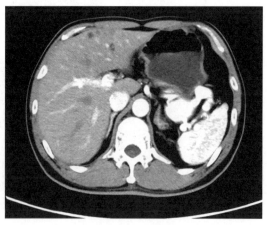

图 95-2 CT 增强图像

动脉期脾动脉呈瘤样扩张。

病例 96

【病史】女,43 岁。5 年前体检发现尿潜血。

【实验室检查】肝肾功能正常,尿潜血 66 个 /μl(正常值<10 个 /μl),24 小时尿蛋白 0.35g(正常值<0.16g)。

【超声表现】见图 96-1。

【其他影像学检查】无。

【超声诊断】腹主动脉与肠系膜上动脉之间左肾静脉受压改变,考虑"胡桃夹现象"。

【超声诊断依据】中国医师协会超声医师分会《血管和浅表器官超声检查指南》中关于胡桃夹现象超声诊断标准是:①灰阶超声,腹主动脉与肠系膜上动脉之间的间隙明显变小,左肾静脉明显受压;左肾静脉远心端明显扩张,左肾静脉扩张段内径为狭窄处内径的 3 倍以上,在脊柱后伸 20 分钟后为 4 倍以上。② CDFI 及 PW 检查左肾静脉扩张处血流速度减低,而受压段静脉流速加快,狭窄远端肾静脉扩张,频谱低平或消失。

【临床意义】胡桃夹现象是指腹主动脉和肠系膜上动脉之间的左肾静脉管腔狭窄而远端部分管腔扩张的现象。而肾静脉受压综合征(胡桃夹综合征)是指左肾静脉受机械挤压导致左肾静脉回流受阻,左肾、输尿管及生殖腺静脉压力增高导致的一系列临床症候群。肾静脉受压综合征的诊断需结合临床综合判断,超声发现异常时,应提示为"胡桃夹现象"。

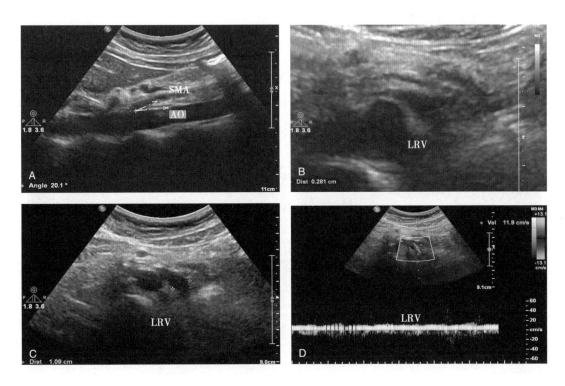

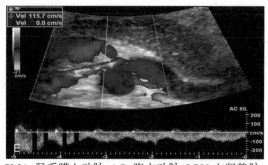

SMA. 肠系膜上动脉；AO. 腹主动脉；LRV. 左肾静脉。

图 96-1 左肾静脉受压超声图像

A. 灰阶超声纵切面示肠系膜上动脉与腹主动脉夹角约 20°；B. 灰阶超声横切面示腹主动脉与肠系膜上动脉之间左肾静脉受压，宽约 0.28cm；C. 灰阶超声横切面示左肾静脉远端较宽处内径宽 1.09cm；D. 左肾静脉管腔内无异常回声，管腔内血流充盈满意，峰值流速 11.9cm/s；E. 彩色多普勒超声示左肾静脉受压处呈五彩镶嵌血流信号，峰值流速 115.7cm/s。

病例 97

【病史】女，28 岁。产后 1 周腹痛。

【实验室检查】D- 二聚体定量 1.58mg/L（正常值 0~0.5mg/L），纤维蛋白原降解产物 6.4μg/ml（正常值 5μg/ml），纤维蛋白原定量 4.08g/L（正常值 2.0~4.0g/L）。

【超声表现】见图 97-1。

【其他影像学检查】无。

【超声诊断】门静脉主干、门静脉左右支、肠系膜上静脉内血栓形成。

【超声诊断依据】超声显示门静脉主干、门静脉左右支、肠系膜上静脉内低回声且血流充盈缺损，结合病史及实验室检查结果（产后 1 周处于血液高凝状态，实验室检查显示 D- 二聚体、纤维蛋白原降解产物及纤维蛋白原均升高）可考虑血栓形成。

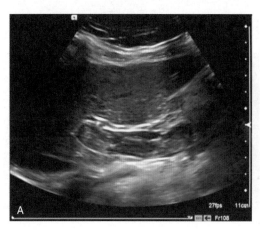
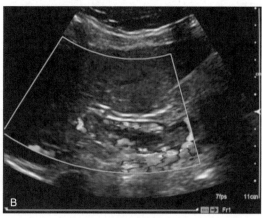

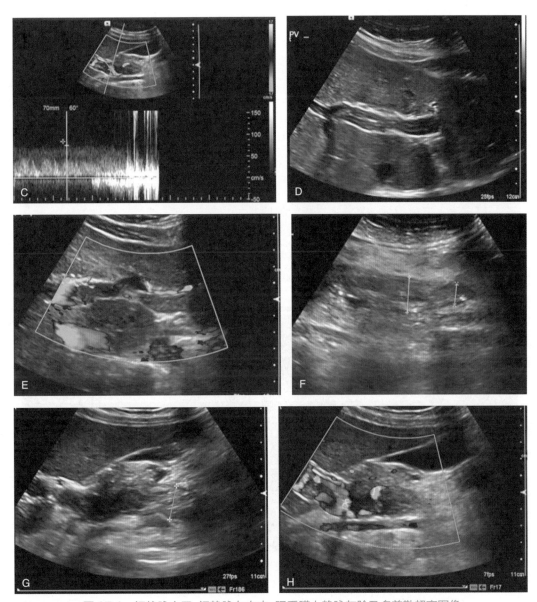

图 97-1 门静脉主干、门静脉左右支、肠系膜上静脉灰阶及多普勒超声图像

门静脉主干灰阶（A）、彩色多普勒（B）及频谱多普勒（C）超声，门静脉左右支主干灰阶（D）及彩色多普勒超声（E），肠系膜上静脉灰阶超声（F）、肠系膜上静脉与脾静脉汇合处灰阶（G）及彩色多普勒超声（H），示门静脉主干、门静脉左右支主干及肠系膜上静脉内低回声，内部回声不均，较宽处位于肠系膜上静脉与脾静脉汇合处，宽约 2.0cm，CDFI 可见血流充盈缺损，门静脉主干可探及血流信号，PSV 为 76cm/s。

病例 98

【病史】女,32 岁。呕血、便血 1 个月。

【实验室检查】未见明显异常。

【超声表现】见图 98-1。

【其他检查】胃镜检查示食管 - 胃底静脉曲张。

【超声诊断】门静脉海绵样变。

【超声诊断依据】门静脉主干正常结构消失,在其周围形成大量侧支血管,表现为形态不一、不规则的弯曲状血管,内见血流信号充盈、血流方向无规律。

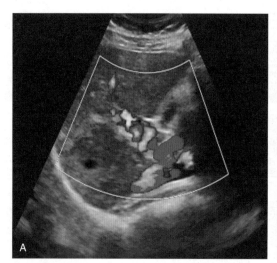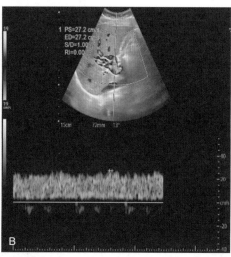

图 98-1　门静脉超声图像

A. 彩色多普勒超声示门静脉主干呈迁曲管状改变;B. 频谱多普勒超声示门静脉主干血流频谱。

病例 99

【病史】女,61 岁。反复鼻出血数年。

【实验室检查】无。

【超声表现】见图 99-1、图 99-2。

【其他影像学检查】无。

【超声诊断】遗传性出血性毛细血管扩张症(HHT),肝脏受累。

【**超声诊断依据**】肝内迂曲扩张肝动脉与门静脉交织,呈血管团状,CDFI 示局部呈花色血流信号。超声造影后肝中静脉与肝内动脉、肝固有动脉接近同时显影,消退缓慢。

【**知识拓展**】HHT 是常染色体显性遗传性疾病,以反复的一过性出血为特点,多发的扩张毛细血管组成薄壁扩张的动静脉短路。

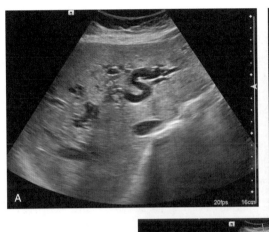
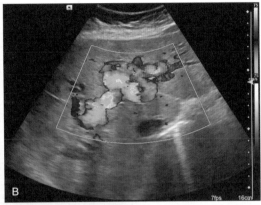
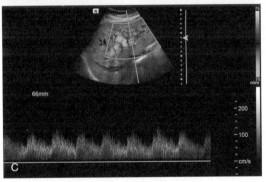

图 99-1　肝左叶超声图像

灰阶(A)、彩色多普勒(B)及频谱多普勒(C)超声示肝左叶内迂曲扩张管状结构呈团状、花色血流信号,
动脉血流频谱,流速增高。

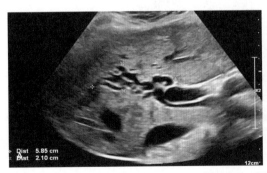
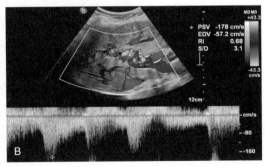

图 99-2　肝右叶超声图像

灰阶(A)、频谱多普勒(B)超声示肝右叶迂曲扩张管状结构呈团状、花色血流信号,
动脉血流频谱,流速增高。

病例 100

【病史】男,56 岁。既往大量饮酒史。体检发现右肝占位。

【实验室检查】甲功五项正常,抗甲状腺球蛋白抗体(TGAb)1 046.1U/ml,抗过氧化物酶抗体(TPO-Ab)1 125.6U/ml。

【超声表现】见图 100-1~ 图 100-4。

【其他影像学检查】CT 提示肝 S6 段占位。

【超声诊断】胃左静脉和左肾静脉之间形成自发性门体分流。

【超声诊断依据】肝实质回声欠均匀,肝脏表面不光滑。右肝后叶 Ⅵ 段及 Ⅶ 段之间近膈顶部见低回声,大小 1.8cm×1.8cm,形态规则,边界清,内部回声欠均匀,CDFI 示边缘条状血流信号(图 100-1)。右肝内门静脉属支走行迂曲,管径变窄,血流反向,伴行粗大肝动脉;左肝矢状部内径 0.9cm,伴行多发粗大肝动脉。门静脉主干 0.9cm,血流向肝。上段流速 34.1cm/s(图 100-2)。胃左静脉迂曲膨大,走行于左肝下缘与胃之间,最宽处内径 2.2cm,向左行至左腹腔表面后弯曲向下向后走行,汇入左肾静脉。左肾静脉局部膨大(图 100-3)。肝静脉纤细,肝左、中、右静脉内径分别为 0.20cm、0.16cm、0.15cm,管腔内未见明显异常回声。肝静脉之间未见交通支,第三肝门未开放(图 100-4)。

【诊断思路】患者常年饮酒导致酒精性肝硬化;门静脉扩张、血流方向反向,考虑门静脉高压;肝静脉及下腔静脉管径未见扩张及异常血流动力学改变,排除肝内门体分流;超声探及胃左静脉扩张,同时可见胃左静脉汇入左肾静脉,考虑胃左静脉和左肾静脉之间形成自发性门体分流。

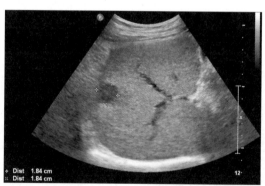

图 100-1 肝右后叶灰阶超声图像

肝右后叶 Ⅵ 段及 Ⅶ 段之间近膈顶部见低回声,形态规则,边界清,内部回声欠均匀。

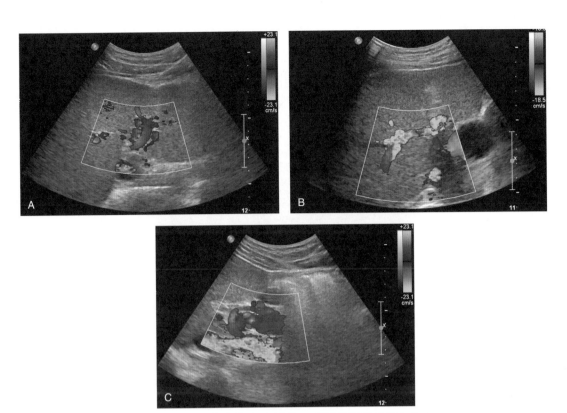

图 100-2　门静脉增宽、血流反向,肝内以肝动脉供血为主

A. 右肝内门静脉属支走行迂曲,管径变窄,血流反向,伴行粗大肝动脉;B.门静脉左支矢状部扩张,伴行多
发粗大肝动脉;C.门静脉主干增宽,为入肝血流。

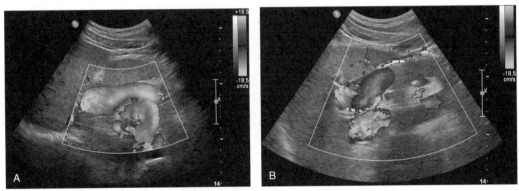

图 100-3　胃左静脉曲张、胃左静脉与左肾静脉自发性门体分流

A. 胃左静脉迂曲膨大,走行于左肝下缘与胃之间;B.胃左静脉汇入左肾静脉,左肾静脉局部膨大。

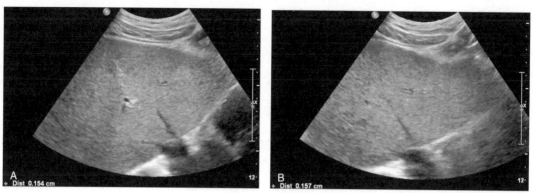

图 100-4　肝静脉纤细

A. 肝右静脉变窄;B. 肝中静脉变窄。

缩略词

缩略词	英文全称	中文全称
IMT	intima media thickness	内中膜厚度
CDFI	color Doppler flow imaging	彩色多普勒血流成像
TIA	transient ischemic attack	短暂性脑缺血发作
CTA	computed tomography angiography	CT 血管造影
DSA	digital subtraction angiography	数字减影血管造影
RI	resistance index	阻力指数
PSV	peak systolic velocity	峰值流速
FMD	fibromuscular dysplasia	纤维肌发育不良
PICC	peripherally inserted central venous catheter	外周中心静脉导管
AVF	arteriovenous fistula	动静脉瘘
HHT	hereditary hemorrhagic telangiectasia	遗传性出血性毛细血管扩张症
ESR	erythrocyte sedimentation rate	红细胞沉降率
CRP	C-reactive protein	C 反应蛋白
LDL	low density lipoprotein	低密度脂蛋白
PV	perforating vein	穿静脉
SSS	subclavian steal syndrome	锁骨下动脉窃血综合征

超声诊断与病例对照索引

48